Friedrich Wilhelm Müller

Mene, Tekel, Upharsin!

Elibron Classics
www.elibron.com

Elibron Classics series.

ISBN 0-543-69623-5 (paperback)
ISBN 0-543-69622-7 (hardcover)

This Elibron Classics Replica Edition is an unabridged facsimile of the edition published in 1890 by W. Wunderling, Regensburg.

Mene, Tekel, Upharsin!

Ein ernstes Wort über die sittlichen Mängel
unserer Zeit,

zumal die

Prostitution

von

Dr. med. F. W. Müller.

Regensburg.
Verlag von W. Wunderling.
1890.

Vorwort.

Es wird vielleicht manchen befremden, daß ich eine Sache, deren gründliche Erörterung ein dickes Buch liefern würde, zum Inhalt eines kleinen Heftes mache. Aber eine bescheidene Broschüre liest man lieber und leichter als ein stattliches Buch; überdies wollte ich absichtlich über das vorwürfige Thema nicht viel mehr sagen, als zur Kennzeichnung und Motivierung des Standpunktes erforderlich zu sein schien. Denn nicht daran liegt es mir, derlei Übelstände erschöpfend zu schildern, sondern die Möglichkeit, Wichtigkeit und Dringlichkeit ihrer Korrektur kürzestens darzuthun.

Möchte dies wenige hinreichend sein, um auf alle Leser überzeugend und anregend zu wirken!

München, im August 1890. **M.**

Aus allen Kräften müssen wir dahin trachten, nicht wie die Tiere zu leben, welche von Natur aus zur Erde gebeugt und der Herrschaft des Bauches unterworfen sind ..... Der Geist muß regieren, der Leib muß gehorchen .... Denjenigen, welche sich dem Dienste des Fleisches, sowie des Schlafes ergeben und dadurch von aller höherer Strebung sich zurückhalten lassen, ist der Leib zur Lust, der Geist zur Last geworden; diese verbringen ein wertloses, menschenunwürdiges Leben.

Sallustius, Catilina I, 1.

Wo es sich um Recht und Gewissen handelt, ist es gleichviel, ob jemand im kleinen oder im großen fehlt.

Demosthenes, Orat. Philipp. III.

Weiß jemand etwas Besseres, so sage er es und schlage es vor; doch gebe Gott, daß nur das geschehe, was für alle zum Heil gereicht!

Demosthenes, Orat. Philipp. III. (fin.)

Schwerlich wird man den Vorwurf des Pessimismus zu befürchten haben, wenn man die im privaten wie im öffentlichen Leben so vielfach hervortretende Abschwächung des Sittlichkeitsgefühles als einen namhaften Übelstand unserer Zeit bezeichnet. Sie äußert sich ja sehr deutlich teils in der Fehlerhaftigkeit der Ansichten, welche betreffs der Geschlechtsbeziehungen ausgesprochen oder verwirklicht zu werden pflegen, teils in der Einbürgerung lasciver Manieren und Gebräuche, in dem Bestreben, durch die Bekleidungsform die Körpergestalt fast mehr zu enthüllen als zu verhüllen, in der Gewöhnlichkeit sehr frühzeitiger Liebesverhältnisse u. s. w., teils in der Häufung der illegitimen Geburten, in der Mehrung des Konkubinates sowie besonders in der beträchtlichen Überhandnahme der Prostitution und Kuppelei. In letzterer Hinsicht steht sie in unmittelbarem Zusammenhang mit der Änderung unseres Strafgesetzbuches, d. h. mit der vollzogenen gesetzlichen Duldung der gewerbsmäßigen Prostitution. Und diese kann dem Staate ebensowenig zur Wohlfahrt gereichen als wie die gleichfalls der neueren Zeit angehörige Errungenschaft einer nahezu unbeschränkten Verehelichungsermöglichung, wovon man sich eine fördernde Einwirkung in bezug auf die Moralität, zumal einen vermindernden Einfluß in bezug auf das vorgenannte Laster versprochen hatte. Zu desfallsiger Begründung suche ich, die Hauptpunkte dieses viel umfassenden Themas nun in nachfolgenden drei Kapiteln möglichst kurz zu erörtern.

§. 1. Der Ehestand.

Die Ehe ist so alt wie das Menschengeschlecht; denn Gott hatte dasselbe als Mann und Weib erschaffen.*) Seiner Natur

*) Moses I, 1, 27.

nach ist der Mensch an Gesellschaft geknüpft; er kann nicht entstehen außer dem Bündnis zwischen Mann und Weib. Aber dieses bedarf — um ein würdiges, ausschließliches, lebensdauerndes sein zu können — einer festen, ethischen Grundlage; und es bringt dasselbe nicht bloß Rechte mit sich, sondern auch ernste Pflichten. Sobald man letzteren nicht mehr vollends Genüge leisten wollte, könnte nicht mehr von einer solchen sittlichen Lebensgemeinschaft die Rede sein, wie sie nicht minder zum Wohle der einzelnen Familien als zum Wohle der staatlichen Gesamtheit erforderlich ist. Auf der Heilighaltung der Ehe beruht zum größten Teil die physische sowie moralische Kraft eines Volkes; deshalb ist diese selbst von hoher sozialer Bedeutung und in gleichem Grade wichtig, notwendig und nützlich, als der außereheliche, unstete, tierähnliche Geschlechtsverkehr thöricht, schimpflich und schädlich ist. Die Ehe ist eine göttliche Bestimmung, eine unlösliche, göttliche Institution, nicht ein widerruflicher bürgerlicher Vertrag, nicht ein geschäftsmäßiges, unvermeidliches Herkommen; sie ist ein unverletzlicher, weihevoller Lebensbund; sie ist die rechtmäßige Verbindung eines Mannes und eines Weibes zur ungeteilten und unzertrennlichen Gemeinsamkeit, eingesetzt von Gott selbst — mit der Erschaffung des ersten Menschenpaares — zum Behufe der Entwicklung und Erhaltung des menschlichen Geschlechts.*) In ihrer ursprünglichen Einrichtung und Würde verblieb sie bloß beim israelitischen Volk, während das weltbeherrschende Heidentum sie dadurch tief herabwürdigte, daß es — nur den sinnlichen und national-ökonomischen Standpunkt berücksichtigend — die Hinterlassung von Nachkommen als eine Art bürgerliche Pflicht erachtete und nicht allein Vielweiberei (Polygamie) sondern sogar eine Verbindung unter Blutsverwandten gestattete. Es war sonach Aufgabe des

---

*) Moses I, 2, 24. St. Paulus, Ep. ad Corinth. I, 7, 10—11. 39. Ep. ad Ephes. V, 31—32.

Christentums, den Menschen die Innigkeit, Allseitigkeit und Ausschließlichkeit der ehelichen Vereinigung klar zum Bewußtsein zu bringen und mit der Betonung ihrer Unlösbarkeit, sowie Einheit (Monogamie) sie wahrhaft zu befestigen, zu schützen und zu adeln. Hiermit hatte dasselbe zugleich das Weib aus seiner lang bestandenen sozialen Erniedrigung emporgezogen und ihm den gebührenden Rang zurückgegeben. Denn die heidnische Ehefrau war nicht viel mehr als eine bevorzugte Sklavin, welche sich sowohl Nebenfrauen gefallen lassen mußte, als auch widerrechtliche Beschränkungen betreffs der Eigentums- und Beerbungsverhältnisse. Das Weib ist aber ebenso wie der Mann ein göttliches Geschöpf*) und hat ebenso den gleichen Zweck des Daseins, die gleichen moralischen Pflichten, die gleiche Vervollkommnungsfähigkeit.

Die Einheit, Unverletzlichkeit und Unlösbarkeit der Ehe ergiebt sich schon aus ihrer Bestimmung. Ein inniger, rückhaltloser, zielbewußter Lebensbund könnte weder in bezug auf mehr als zwei Personen denkbar, noch mit einer beliebigen, widerruflichen Zeitdauer vereinbar sein.**) „Was Gott verbunden hat, das soll der Mensch nicht trennen" ***) — und er kann es auch in Wirklichkeit nie trennen; „es löst der Mensch nicht, was der Himmel bindet." †) Ebenso selbstverständlich ist die Forderung der Heilighaltung der eigenen und fremden Ehe,

*) Moses I, 2, 7. 22. 23.

**) Diese Erkenntnis hat auch den griechischen und römischen Heiden keineswegs gemangelt, aber nur selten eine Bethätigung gefunden. Euripides z. B. verurteilt nicht nur sehr entschieden die Polygamie, sondern er sagt geradezu: „Ein einziger Mann sei einem einzigen Weibe ungeteilt ergeben." Andromache (ed. J. A. Hartung, Lips. 1852) 463—467. cf. Ibidem 176—183. 218—219. 225—227. 886. Elektra 1021—1028. Homeros, Ilias VI, 429—431. Plutarchos, Conjugalia praecepta pag 138. 140.

***) St. Matthäus XIX, 6.

†) F. Schiller, Die Braut von Messina, pag. 84.

gestützt auf die allgemeine Verpflichtung zu standesmäßiger Keuschheit.*) Letztere darf dem Ehestand umsoweniger mangeln, als er seiner Natur nach ein streng sittliches Verhältnis darstellt, die Bedingung zur Familie bildet und die Familie die Grundform der menschlichen Gesellschaft ausmacht. Selbstverständlich und segensvoll ist ferner die Forderung, daß das zu dauernder Leibes- und Seelengemeinschaft vereinigte Ehepaar unverbrüchliche Liebe und Eintracht bewahre, indem der Mann die Frau nicht als seine Magd betrachten darf, sondern als Gehilfin und Lebensgefährtin, welche er wie sich selbst lieben muß, während diese mit der nämlichen Verpflichtung jenem in allem untergeben und bestrebt sein soll, mit ihm alle Lasten und Sorgen des Lebens zu teilen, sowie durch einen mit häuslichem Sinn gepaarten Fleiß die ehrlich erworbenen Mittel zu erhalten und zu vermehren.**) Dazu kommt noch die gleichfalls selbstverständliche Obliegenheit, sich eine gute Erziehung der Kinder angelegen sein zu lassen, mit wohlbemessener Strenge ihren fehlerhaften Neigungen entgegenzuarbeiten, sie frühzeitig an Gehorsam, Ordnung und Thätigkeit zu gewöhnen, ihnen in jeder Hinsicht gutes Beispiel zu geben, stets mit Rat und That behilflich zu sein und besonders auf deren Versorgung, beziehungsweise auf die Berufs- und Standeswahl derselben, sorgfältig Bedacht zu nehmen. Es sind dies geradezu moralische Verbindlichkeiten, weil die Brautleute, wenn sie vor der Behörde das „Ja" aussprechen und die Ringe wechseln, sich gleichsam einander zum Geschenke geben, ja gewissermaßen sich gegenseitig zum Opfer bringen. Das eheliche Leben ist seinem Wesen nach ein Leben

---

*) St. Paulus, Ep. ad Hebraeos XIII, 4.

**) St. Petrus, Epist. I, 3, 1—7. St. Paulus, Ep. ad Titum II 4—5. Ep. ad Ephes. V, 22—25. 28. 33. Euripides, Helene 787—793. Elektra 67—76. Orestes 568—570. Xenophon, Oikonomikos cap. 7. Valerius Max., Memorab. IV, 6.

der Liebe und Opferwilligkeit, welches gleich einem Ring nicht getrennt werden kann; nur der Tod vermag es in Wahrheit zu scheiden.

Durch diese mehrfachen Pflichten, welche zwar selbstverständlich, gerecht und segensvoll, aber auch belangreich unerläßlich und fortdauernd sind, wird die Absicht, ein eheliches Bündnis einzugehen, immerhin zu einer sehr ernstlichen, entscheidenden Gewissens- und Berufsfrage, ja zu einer eminenten Lebensfrage gemacht. Sie erfordert um so mehr eine umsichtige Prüfung, als eine unbedachtsamer Weise oder aus Ehrgeiz, Habsucht oder Genußsucht getroffene Wahl nie ohne üble Konsequenzen bleiben könnte. Indem man dies vielseitig nicht gebührendermaßen beherzigt, geschieht es, daß einerseits manche Ehen beinahe das Gegenteil von dem sind, was sie sein sollten, andererseits eine ganz unverhältnismäßige, übergroße Mehrung der Eheschließungen stattfindet. Unbestreitbar gilt auch bezüglich des Ehestandes der bewährte Satz: „Eines schickt sich nicht für alle." *) Und weil er auch in diesem Betreff seine Geltung hat, muß es beklagt werden, daß er viel zu wenig berücksichtigt zu werden pflegt. Es ist ein sonderbarer Irrtum, daß nahezu alle jungen Leute — ohne Unterschied des Geschlechtes, der Abkunft, der Gesundheit, des Erwerbes und des Besitzes — sich für die Ehe als unzweifelhaft geeignet erachten, während dies doch bei sehr vielen absolut nicht der Fall ist oder sein kann. Man nimmt es da wahrhaft leicht; man thut, als ob die Ehelosigkeit etwas Unrühmliches oder Schlimmes wäre; man geht so unbedachtsam und sorglos zu Werke, als ob es hier weder eine Befähigungs- und Berufsfrage, noch überhaupt eine natürliche oder moralische Einschränkung gäbe. Jedes Mädchen wünscht, einen Mann zu bekommen, und jedes hält sich dessen für würdig; jedes hofft

*) W. Goethe, Beherzigung. cf. Horatius, Od. III, 15, 7—8. Tacitus, Annales VI, 48.

darauf und glaubt, die jungen Männer hätten die Pflicht, sich zu verehelichen. Ebenso hält sich meistens der Mann fast noch bis zum Beginne des Greisenalters für heiratstüchtig und läßt sich bei der Entscheidung über diesen wichtigen Schritt — nicht minder in höheren als in jungen Jahren — gern von solchen Gründen bestimmen, welche seiner Einsicht oder Gewissenhaftigkeit durchaus keine Ehre machen. Mit wahrer Unbesonnenheit streben männlicher- und weiblicherseits gar viele derartige Leute nach der Ehe, welche gemäß ihrer Gesundheitsverhältnisse oder ihres Lebensalters oder anderer individueller Eigentümlichkeiten sich vernünftigerweise von ihr fernhalten sollten.*) Man trachtet aber darnach mit ungebührlicher Allgemeinheit, weil man irrigerweise meint, daß man sich dadurch das Leben verbessern und verschönern werde. In Wirklichkeit kann dies um so weniger oft der Fall sein, je öfter solche Personen in derselben ihr Heil suchen, welche dazu nicht berufen sind oder sonstiger nötiger Vorbedingungen entbehren. Ein altes Sprichwort nennt den Ehestand einen Wehestand. Er ist es faktisch in vielen Fällen; häufig bietet er auch für das Weib mehr Schatten- als Lichtseiten, mehr Unangenehmes als Angenehmes.**)

Folgemäßig giebt es überaus viele verheiratete Personen, welche keineswegs von Zufriedenheit zu sprechen vermöchten und keineswegs es verhehlen, daß sie, wenn es ihnen möglich wäre, das Geschehene ungeschehen zu machen und nochmals zwischen Heiraten oder Nichtheiraten wählen zu können, sich unbedingt für das letztere entscheiden würden. Bedeutend größer ist die Zahl derjenigen, welche reuevoll sagen: „o wäre ich doch ledig geblieben!" als wie die Zahl derjenigen, welche unmutsvoll ausrufen: „o hätte ich doch nicht diese, sondern eine andere Person mir zur Frau genommen!"

*) cf. Plutarchos, Vita Solonis cap. 20.

**) cf. Euripides, Medea 226—241. p. 20. Helene 272—273. p. 40.

Diese Thatsache gründet sich auf die Leichtfertigkeit, womit man einen so ernsten Schritt zu machen pflegt, indem man entweder es unterläßt, jene Person genügend kennen zu lernen, an welche man sich für immer binden will, oder indem man auf das Vorhandensein von hinreichenden, gesicherten Subsistenzmitteln zu wenig Bedacht nimmt oder indem man umgekehrt nicht nach Herzensneigung, sondern nur um des materiellen Vorteils wegen heiratet. Ergeben einem ungezügelten Verlangen nach Geld und Gut oder Ehrenstellen lassen sich ungemein viele bei beabsichtigter Eheschließung nicht von wahrer, inniger persönlicher Sympathie leiten, sondern von der Rücksichtnahme auf das Vermögen der Braut, auf die zu erreichende Verwandtschaft und den wiederum daraus resultierenden Nutzen.*) Gewiß nicht klein ist die Zunft jener Kurzsichtigen, welche der Habsucht, Genußsucht oder Ehrfurcht so dienen, als wenn darin die Aufgabe des Daseins bestünde und als wenn letzteres ewig dauern würde.

„Ich habe die Menschen gesehen, ihre Bienensorgen und ihre Riesenprojekte, ihre Götterpläne und ihre Mäusegeschäfte, dies wunderliche Wettrennen nach Glückseligkeit. . . . . dieses bunte Lotto des Lebens, worin so mancher seine Unschuld und seinen Himmel setzt, um einen Treffer zu erhaschen — und Nullen sind der Auszug!"**)

Da jedoch Reichtum, Ansehen und Macht noch nie Jemanden wirklich zu beglücken vermochten, so kann auch dadurch allein keine gute Ehe zu stande kommen und es können deshalb alle diese ungestümen Glücksjäger nicht das in derselben finden, was sie zu finden hofften: nicht Wonne und Frieden sondern Enttäuschung und Unzufriedenheit.

Andererseits ereignet es sich kaum weniger oft, daß man zwar nicht ohne Neigung heiratet, aber ohne Vermögen und

*) cf. Platon, De legibus VI, p. 773. 783. Plutarchos, Conjugalia praecepta, p. 141. Euripides, Elektra 926—934. 1087—1089.

**) F. Schiller, Die Räuber III, 2. cf. Lukianos, Charon.

ohne sicheres Einkommen. Überall giebt es sehr viele, welche über dem sinnlichen Gefallen jede ernste Erwägung vergessen, nur mit den gegenwärtigen Verhältnissen rechnen und die sehr wahrscheinlichen späteren Schwierigkeiten gar nicht beachten. Diese bekümmern sich um die finanzielle Lage der künftigen Familie ebensowenig als um die fragliche Tüchtigkeit der künftigen Ehefrau, indem sie bloß das im Auge haben, was sie wünschen, nicht das, was sich ereignen kann oder wird, und bloß an das Angenehme denken, was der Ehestand zu bieten vermag, nicht an das Harte und Unangenehme, was er teils bringen kann, teils unausbleiblich bringen muß. Derlei leichtsinnige Ehen, welche sich zumal bei den Arbeitern, Gewerbsgehilfen, Kleinbürgern und niederen Beamten treffen, sind ebenfalls weit davon entfernt, zu den guten und glücklichen gerechnet werden zu können. Denn sobald sich Nahrungssorgen geltend machen, könnte nimmermehr von Friede, Freude und Ruhe die Rede sein, weil jene zu unaufhörlichen gegenseitigen Vorwürfen Veranlassung geben.

„. . . . . . Wer nichts hat und dennoch liebt,
Verfällt dem bittern Leide . . . .“*)

Und da die Ehen der Vermögenslosen oder Schwachbemittelten mehrenteils kinderreich sind, so ergiebt sich noch der spezielle Übelstand, daß es hier meistens um die Kinder-Erziehung sehr schlecht bestellt ist. Die legitimen oder illegitimen Sprößlinge der besagten Kategorien sind um so mehr großen Gefahren ausgesetzt, je mehr und je häufiger es ihren Eltern bezüglich einer angemessenen Überwachung derselben, teils am Können, teils am Wollen fehlt. Weil aber eine gute, familiäre, elterliche Erziehung von überaus großer, grundlegender Bedeutung

---

*) Plautus, Curculio I, 2.

ist*) und weil eine solche dort nicht in entsprechender Weise statthaben kann, wo man „von der Hand in den Mund lebt“ und wo das Weib genötigt ist, den ganzen Tag hindurch an der Lohnarbeit des Mannes teilzunehmen: so muß es auch aus diesem Grund beklagt werden, daß die genannte Volksklasse sich so leichtfertig in die Ehe zu stürzen trachtet. Unleugbar liegt hierin eine Ursache von dem, was man soziales Elend zu heißen pflegt. Bis auf einen sehr geringen Bruchteil befindet sich die Arbeiterbevölkerung überall in guten Verhältnissen; fast alle könnten zufrieden sein, ruhig in die Zukunft blicken und bei entsprechender Beharrlichkeit leicht Höheres erreichen, wenn sie ledig, ehrbar und fleißig sein wollten. Leider geschieht es jedoch sehr häufig, daß sie dadurch ihre Lage mehr oder weniger verschlechtern, indem sie sich verleiten lassen, ehelich oder unehelich mit einem mittellosen Weibe zusammenzuleben, bevor sie sich nennenswerte Ersparnisse errungen haben; leider sind gerade diese Leute sorglos genug, teils schon in einem solchen Alter zu heiraten, wo es noch an der nötigen Erfahrung und Überlegung gebricht, teils unter solchen finanziellen Verhältnissen, wo man kluger Weise gar nicht daran denken sollte. Es läßt sich dies nur daraus erklären, daß die Leidenschaft blind macht und daß Sinnlichkeit sowie Selbstsucht ebensowenig eine Grenze kennen als wie Thorheit und Stolz. Das Mädchen, welches als Dienstmagd, Köchin, Näherin, Ladnerin oder sonstige Arbeiterin ein hinreichendes Auskommen hat, will sich damit nicht zufrieden geben; es möchte mehr sein, es möchte „Frau“ heißen und durch möglichst baldige Verheiratung sich das Leben leichter machen.

---

*) cf. Platon, De legibus II, p. 666. VI, p. 766. De republica IV, p. 424. VI, p. 491. Xenophon, Oikonomikos cap. VII. Cyropaidia VII, 5, 84. Plutarchos, De educatione p. 3. 5—14. Vita Lycurgi cap. 13. Vita Catonis majoris, cap. 20. Euripides, Hekabe 581—591. p. 68. Iphigenia in Aulide 474—475. Horatius, Sat. I, 4, 105—130. I, 6, 65—88. Seneca, De ira II, 20.

Der Mann hat indes betreffs der Erfüllung dieses Wunsches durchaus keine Verpflichtung und das Weib hat durchaus kein Recht, den Schweiß des Ehemannes sich zur Bequemlichkeit dienen zu lassen oder durch besondere Lebensansprüche ihm das Dasein zu erschweren und zu verbittern. Auch das Weib ist zur Arbeit bestimmt; sie obliegt geradezu jedem menschlichen Wesen: „wer nicht arbeitet, der sollte auch nicht essen"*), d. h. er wäre des Lebens nicht wert. Der Schwerpunkt liegt also darin, daß einerseits der schöne Wochenverdienst, welchen der Arbeiter besitzt, nicht hinreicht, um auch die Frau — welche als Magd ꝛc. gleichfalls einen respektablen Lohn hatte — zu ernähren und noch dazu für Kinder gebührend zu sorgen, andererseits die Frau eines Arbeiters sehr wenig auf eigenen, dauernden Verdienst bedacht sein kann oder will. Immerhin müßte sie dann, wie schon gesagt, darauf verzichten, die Erziehung der Kinder sich mit pflichtmäßiger Sorgfalt angelegen sein zu lassen. Es erlaubt sich mithin, der Arbeiter, wenn er ohne Vermögen und ohne genügendes, fixes Einkommen ein unbemitteltes Mädchen heiratet, einen nicht zu rechtfertigenden Luxus, der sich über kurz oder lang rächen muß und der die alleinige Schuld trägt an der fortschreitenden Mehrung eines mit Gott, mit der Welt und mit sich selbst zerfallenen Proletariertums. „Jung gefreit, hat stets gereut" und „wie man sich bettet, so liegt man"; dies sind zwei alte, wahre Erfahrungssätze. Man möchte es darum kaum für möglich halten, daß ein vermögensloses Mädchen sich entschließen könne, einen Mann zu ehelichen, welcher ebenfalls vermögenslos und lediglich auf den schwankenden Erwerb seiner Hände angewiesen ist. Dennoch geschieht dies sehr häufig, weil einesteils die Behörde es zuläßt, andernteils sehr viele Mädchen so sehr der Selbstbeherrschung und vernünftigen Erwägung er-

*) St. Paulus, Epist. ad Thessal. II, 3, 10.

mangeln, daß es scheinen möchte, als ob sie sozusagen aus Albernheit und Leichtsinn zusammengesetzt wären. Sinnlichkeit, Genußsucht und Leichtsinn haben aber beim Menschengeschlecht von jeher eine große Rolle gespielt und zwar weiblicherseits noch mehr als wie männlicherseits.*) Man könnte daher dem erwähnten Übelstand nicht anders wirksam entgegentreten als dadurch, daß man prinzipiell eine Ehebewilligung nicht solchen Personen erteilt, welche kein immobiles Besitztum, kein Vermögen und kein hinreichendes oder gesichertes Einkommen haben. So war es früher; noch nicht weit zurück ist jene Zeit, wo unsere sorgsamen Vorfahren eine Eheschließung nur dann genehmigten, wenn sie — zufolge genügender, effektiver Belege — davon überzeugt sein mußten, daß der betreffende Heiratskandidat sowohl die Frau als auch die zu erwartende Familie unzweifelhaft auf eine ehrbare Weise werde ernähren können; und heute noch gestattet der König keinem Offizier die Verehelichung, wenn er nicht ein entsprechendes Vermögen besitzt. Es ist dies eine vernunftmäßige Forderung und deshalb sollte sie auch jetzt noch — mit demselben Recht, mit welchem sie vormals grundsätzlich in Gebrauch war — ihre Geltung haben und der Ungebührlichkeit die nötige Schranke setzen.

„. . . . Wo viel Freiheit, ist viel Irrtum.“ **)

„. . . . Die Menschen, in der Regel,
. . . . finden sich in ein verhaßtes Müssen
weit besser als in bitt're Wahl.“ ***)

Eine solche Einschränkung wäre um so begründeter und nützlicher, je größer die Zahl derjenigen ist, denen die Ermangelung derselben nur zum Unheil gereicht. Allerorten bilden

---

*) Euripides, Andromache 222—223, p. 34.
**) F. Schiller, Wallensteins Tod IV, 2.
***) F. Schiller, Die Piccolomini I, 2.

jene, welche vorurteilsfrei denken, gewissenhaft prüfen und klug handeln, nicht die Mehrheit sondern die Minderheit.

„Was ist Mehrheit? Mehrheit ist die Thorheit.
Verstand ist stets bei wenigen nur gewesen.“*)

„. . . . . Es können sich
Nur wenige regieren, den Verstand
Verständig brauchen . . . . .“**)

und „Mit der Dummheit kämpfen Götter selbst vergebens.***)

Möge man nicht glauben, daß hiermit nichts anderes erzielt würde, als eine Vermehrung der außerehelichen Geburten. Wäre dieser Einwurf richtig, so müßten letztere früher ungemein zahlreich gewesen sein, jetzt hingegen eine höchst geringe, kaum nennenswerte Ziffer ausmachen. Beides ist faktisch nicht der Fall. Die Menge der illegitimen Geburten ist nicht nur in gegenwärtiger Zeit keine geringe, sondern sie wird es auch insolange bleiben, als man sozusagen den Dingen vollkommen freien Lauf läßt, d. h. solange der Staat darauf verzichtet, in dieser Hinsicht einzuschreiten.

Es giebt also hiegegen umsoweniger eine stichhaltige Einwendung als die derzeitige, liberale Praxis einerseits eine Quelle offenbaren Nachteils ist, andererseits weder im allgemeinen, noch speziell in national-ökonomischer Beziehung entsprechend gerechtfertigt werden kann. Die Ehe ist, wie niemand zu leugnen vermögen wird, ein zum Wohle des Staates notwendiges Institut. Demgemäß hat letzterer auch ein zweifelloses Recht auf dieselbe; und er sollte von diesem Recht einen praktischen Gebrauch machen, indem er nicht nur Konkubinat sowie außereheliche Geburten möglichst fernzuhalten sucht, sondern auch Ehebeschränkungen so-

*) F. Schiller, Demetrius I (Fragment).

**) F. Schiller, Die Piccolomini I, 4.

***) F. Schiller, Die Jungfrau von Orleans III, 6.

wie Ehehindernisse setzt, wenn und insoweit dies erforderlich ist, um eine zu bedeutende Übervölkerung und besonders eine zu große Überhandnahme des Proletariates zu verhüten. Gerade weil die Arbeiterbevölkerung sich ihre Lebensverhältnisse vorzüglich durch die Möglichkeit eines viel zu frühzeitigen und viel zu häufigen Heiratens verschlechtert und gerade weil die Proletarier-Ehe unbedingt eine soziale Mißlichkeit ist: deshalb ist es um so mehr geboten, eine entschiedene Erschwerung und Beschränkung der Eheschließungen zu vollziehen, je mehr darin das einzige, erfogreiche Mittel besteht, um das zunehmende Proletariat sammt seinen schlimmen Konsequenzen mindern zu können.*) Wer die Berechtigung und Notwendigkeit dieser Forderung nicht anerkennen wollte, der wäre blind gegen die Gefahren der Zukunft — und für einen solchen wäre jedes weitere Wort über diesen Punkt vergeblich und mithin überflüssig.

Unglückliche Ehen werden übrigens nicht bloß durch die im vorstehenden erwähnten Umstände bedingt, sondern auch häufig — bei den günstigsten Verhältnissen — nur allein durch Mangel an Übereinstimmung des Charakters. Es trifft sich dies — sowohl bei den niederen als wie zumal bei den höheren Ständen — teils infolge von Unbehutsamkeit oder Unaufrichtigkeit bei beabsichtigter Verehelichung, teils infolge von irrigen Ansichten oder unmoralischen Manieren, welche so vielseitig in dieser Beziehung verwirklicht werden und in dem zunehmenden Unfug geschäftsmäßiger Ehevermittlung einen speziellen Ausdruck finden. Nicht nur unklug und unentschuldbar, sondern auch geradezu unmoralisch ist es, wenn man es unterläßt, sich über die Eigenschaften, Sitten, Gewohnheiten und Neigungen der betreffenden Person zu orientieren, und zwar entweder deshalb, weil man sich dieselbe nach Belieben „ziehen“ zu können glaubt und ihr

*) cf. Horatius, Od. III, 6, 45—48.

bloß den Rang einer treuen, vollkommen willfährigen Magd einräumen will, oder umgekehrt deshalb, weil man vom Anfang her sich derselben vollständig unterwirft, von vornherein sich mit allem unterthänigst einverstanden erklärt und sie als unumschränkte Gebieterin anerkennt. Beide Extreme sind gleich verwerflich; beide verraten eine ganz falsche Auffassung des Ehestandes, sowie eine Mißkennung seiner Würde und seiner Pflichten. Es bedarf hier wirklich einer ernstlichen, vorsichtigen Erwägung; und es bedarf ebensosehr einer möglichsten Harmonie der Grundsätze und Neigungen.*) Denn wo diese nicht in genügender Weise besteht, dort können auch Zufriedenheit, Eintracht und Gerechtigkeit nicht bestehen.

„Drum prüfe, wer sich ewig bindet,
Ob sich das Herz zum Herzen findet!
Der Wahn ist kurz, die Reue lang.“**)

Ein solches Prüfen ist für beide Teile eine unerläßliche Vernunftpflicht. Wenn nämlich schon in bezug auf die Freundschaft nicht sinnliche Neigung oder physische Ähnlichkeit, sondern Gleichheit der Gesinnung, ja eine Art Seelenverwandtschaft, das Ausschlaggebende ist; wenn sich da zwei Seelen so vereinigen sollen, daß aus zwei Personen gleichsam eine einzige wird; und wenn ein wahrer Freund geradezu ein zweites „Ich“ sein soll***), so muß dies in gleichem Grade auch betreffs der Ehe der Fall sein. Was eine notwendige Bedingung für die erstere bildet, daß muß noch entschiedener für die letztere gelten; denn wo müßte eher und mehr eine wahre Freundschaft sein als wie unter Eheleuten? Diese ist aber, wie Cicero mit Recht sagt, nichts anderes als „die vollste Übereinstimmung der Grundsätze,

---

*) cf. Diogenes, Laërtius I, 80.

**) F. Schiller, Das Lied von der Glocke.

***) cf. Cicero, De amicitia XXI, 80. 81. XXV, 92.

Wünsche und Strebungen, die vollste Übereinstimmung in allem, was Religion und Menschheit betrifft, verbunden mit Wohlwollen und Zärtlichkeit." *) Es muß also die Ehe ebenso wie die Freundschaft ihren innersten Grund haben in der gegenseitigen, innigen Zuneigung zweier Personen, welche hinsichtlich der Gemütsart, der Lebensanschauung und der prinzipiellen Meinungen so zusammenstimmen, daß sie sich wechselseitig als ein Beispiel der Rechtschaffenheit und Tugend erkennen. Wie nämlich wahre Freundschaft nur unter guten Menschen möglich ist, so kann auch eine glückliche Ehe bloß aus der Verbindung zweier tugendhaften Seelen hervorgehen.**) Denn bloß unter guten Menschen kann eine solche treue, feste, beharrliche Gemeinschaft stattfinden, wie sie zur Erhaltung des ehelichen Friedens erforderlich ist. Wo keine Festigkeit ist, da wäre auch keine Einigkeit sowie keine Treue; und jene kann hinwiederum dort nicht sein, wo eine große Verschiedenheit der Gemütsart besteht. Ungleiche Charaktere bedingen ungleiche Tendenzen, ungleiche Neigungen, ungleiche Ansprüche; und diese Ungleichheit bildet in ihren mannigfachen kontrastierenden Ausdrucksformen ein veritables Hindernis zu einem sittlich-schönen, würdigen, teilnahmsvollen, einträchtigen Zusammenleben. Nur zwei gleiche Seelen sind im stande, sich zu einer intimen Gemeinschaft zu vereinigen; und deshalb kann ein guter Mensch nicht der Freund eines bösen und ein böser nicht der Freund eines guten sein. Oder wie wäre es möglich, eine Person wirklich zu lieben, welche man nicht zu achten vermöchte oder von welcher man mit Recht nicht geachtet werden könnte? Nichts ist jedoch liebenswürdiger und achtenswerter als die Tugend, so daß in Wirklichkeit eine wahre, reine, herzliche, dauernde Zuneigung nur unter tugend-

*) De amicitia IV, 15. VI, 20.

**) cf. Euripides, Elektra 911—914. p. 96.

haften Menschen statthaben kann.*) Muß man nun schon bezüglich der Wahl eines Freundes oder einer Freundin mit größter Sorgfalt verfahren, so muß dies noch mehr bezüglich der Wahl einer Lebensgefährtin oder eines Lebensgefährten geschehen, weil da noch mehr ein Teil dem anderen ein zweites Ich sein soll. Man dürfte es folglich bei letzterer Wahl noch weniger an ernstlicher Vorsicht und klugem Zaudern fehlen lassen; ja, man sollte anfänglich seinen Gefühlen geradezu Einhalt thun und nicht eher sich ein entscheidendes Wort erlauben, bevor man nicht sich gegenseitig hinreichend kennen gelernt hat. Hier gilt wahrlich das römische Sprichwort: „man muß erst viele Metzen Salz miteinander essen, ehe man Freundschaft schließt"**); und es gilt dasselbe desto mehr, als der unlösliche eheliche Lebensbund weit höher steht wie ein leicht lösbares Freundschaftsverhältnis. Es rächt sich auch wirklich nichts schwerer, als wenn man die Liebe faktisch dem Erkennen und Erfahren vorausgehen läßt, nur nach dem äußeren Schein urteilt und leichtsinniger Weise vorschnell eine bindende Zusage macht, welche man später nicht mehr zurücknehmen kann oder zurückzunehmen nicht den Mut hat; es rächt sich schwer, wenn man eine beabsichtigte Ehe nicht auf der Wagschale der Wahrheit abwägt, sondern auf jener der Einbildung, der Sinnlichkeit oder Leichtfertigkeit; es rächt sich immer, wenn man zuvor handelt und hernach erst es überdenkt. Es liegt aber, wie gesagt, Alles daran, daß betreffs der Seelenkräfte, betreffs Geist, Gemüt und Charakter, möglichst geringe Differenzen bestehen, weil in demselben Grad, in welchem in dieser Richtung beträchtliche kontrastierende Abweichungen gegeben sind, sich häufige, unvermeidliche Friktionen bedingen müssen, und zwar um so mehr, jemehr es bei einem oder bei beiden Teilen an nachsichtigem,

*) cf. Cicero, De amicitia V, 18. VIII, 28. XVIII, 65.

**) Cicero, De amicitia XIX. 67.

duldsamem, verträglichem Sinn gebricht. Wo fundamentale Tendenzen sich kreuzen, da können Friede und Eintracht nimmer ihre Stätte haben. Will man sich diese sichern und das Gegenteil fernhalten, so darf man sich weder von rein sinnlichen Rücksichten, noch von rein materiellen Motiven leiten lassen, sondern man muß mit kluger Vorsicht zu Werke gehen und bedenken, daß es auf die Schönheit des Charakters ankommt, nicht auf die Schönheit des Leibes. Letztere ist flüchtig, erstere ist dauernd; diese vergeht, jene besteht bleibend.*)

„Wer's aber mit sich selbst gut meint, der nehme
Ja eine Gattin, die gefällig ist
Und sanften Herzens — oder lieber keine!"**)

„. . . . . . . nicht durch Schönheit vermagst du, o Weib,
Den Ehemann zu fesseln, sondern allein durch Tugendhaftigkeit."***)

Die meisten jungen Männer machen bei dem Vorhaben einer Eheschließung den Fehler, daß sie sowohl sich selbst zu wenig bezüglich ihrer Neigung erforschen, als auch die fragliche Braut zu wenig bezüglich ihrer Charakterqualität prüfen. Sie bedenken zu wenig oder gar nicht, wie leicht man sich in beiderlei Hinsicht täuschen könne; sie achten zu wenig darauf, ob ihre Zuneigung auch in gleichem Maße aufrichtig erwidert werde; sie berücksichtigen nicht, daß Menschenkenntnis nicht jedem eigen ist und daß man sich auch zu einer solchen Person lebhaft hingezogen fühlen kann, welche man, wenn man sie genau kennen würde, geradezu fürchten und fliehen müßte; sie erwägen ferner nicht, wie oft die Zunge etwas redet, was das Herz nicht mitredet oder die Vernunft nicht zu billigen

*) Seneca, Octavia 549—552.

**) Euripides, Iphigenia in Aulide 648—649 (ed. Hartung. p. 78). Übersetzung von F. Schiller III, 4.

***) Euripides, Andromache 209—210.

vermöchte; sie hören nur auf die Sprache ihrer Sinne und ihres aufgeregten Gefühls, nicht auf die Sprache ihres Verstandes; überdies halten sie nicht bloß sich selbst immer als unbedingt sehr gut zur Ehe qualifiziert, sondern sie belieben, dies auch weiblicherseits vorauszusetzen, indem sie meinen, es wären jedem weiblichen Wesen von Natur aus die Eigenschaften einer tüchtigen Ehefrau und guten Mutter eingepflanzt. In Schwachheit und Selbsttäuschung hingerafft, huldigen sie gern hochgespannten Zukunftserwartungen und erfreuen sich am Glanze kühner Glücksbilder, welche vor dem Richterstuhl nüchterner Erwägung ebensowenig bestehen können wie Wachs oder Schnee unter der Einwirkung der Wärme. Die träumerische Überschwenglichkeit charakterisiert überaus treffend das unnachahmbare lateinische Wortspiel: „Amantes — amentes“ (Verliebtsein heißt soviel als Verblendetsein).*) Verblendung ist es jedenfalls, wenn man von weiblicher Schönheit seinen Sinn sich gefangen nehmen läßt und diese so hochschätzt, als ob sie ein wahres, wertvolles, unvergängliches Gut wäre; Verblendung ist es, wenn man auf das Materielle, Schwankende, Hinfällige, nicht auf das Geistige, Dauernde, Wichtige sein Augenmerk richtet; Verblendung ist es, wenn man von der Ehe nur goldene Berge erwartet, nur Liebe, Freude und Annehmlichkeit; Thorheit ist es, wenn man zum Mannesalter vorgeschritten ist, ohne eingesehen zu haben, daß die meisten Menschen das nicht sind, was sie zu sein scheinen, und daß verhältnismäßig nur ein bescheidener Teil des weiblichen Geschlechtes jene Gaben und

---

*) Terentius, Andria I, 3. cf. Euripides, Medea 610—612, Horatius, Sat. I, 3, 38—40. II, 3, 250—252. 265—271. Plautus, Cist. II, 1. Curculio I, 3.

„So ein verliebter Thor verpufft
Euch Sonne, Mond und alle Sterne
Zum Zeitvertreib dem Liebchen in die Luft.“
W. Goethe, Faust, 1. Teil, S. 122.

Tugenden besitzt, welche einer braven Gattin zukommen sollen; Thorheit ist es, wenn man sich dasselbe in einem anderen Lichte vorstellt, als es sich thatsächlich bietet, und wenn man alles das für bare Münze hält, was hierüber Dichter oder Romanschriftsteller — in hochtrabender Idealisierung oder Übertreibung — zu äußern sich erlaubten. Alle Dichter sind wohl gute Versmacher, aber nicht alle sind gleichgute Denker und gute Moralisten. Schiller, der in seinen Gedichten das Weib wesentlich anders schildert, als in seinen Tragödien, sagt bekanntlich:

„Kraft erwart' ich vom Manne, des Gesetzes Würde behaupt' er!
Doch durch Anmut allein herrschet und herrsche das Weib.“*)

„Und willst Du das Geheimnis wissen,
Das immer grün und unzerrissen
Den hochzeitlichen Kranz bewahrt?
Es ist des Herzens reine Güte,
Der Anmut unverwelkte Blüte,
Die mit der holden Scham sich paart,
Die gleich dem heitern Sonnenbilde
In alle Herzen Wonne lacht —
Es ist der sanfte Blick der Milde
Und Würde, die sich selbst bewacht.“**)

„Ehret die Frauen! Sie flechten und weben
Himmlische Rosen ins irdische Leben,
Flechten der Liebe beglückendes Band,
Und in der Grazie züchtigem Schleier
Nähren sie wachsam das ewige Feuer
Schöner Gefühle mit heiliger Hand.“***)

Hübsche Phrasen — schade nur, daß sie mit der Wirklichkeit so wenig übereinstimmen! Oder wie ließen sich derlei hochgegriffene Worte thatsächlich durch die Aktualität des täglichen

*) Macht des Weibes.
**) An Demoiselle Slevoigt.
***) Würde der Frauen.

Lebens rechtfertigen? Wie ließen sich dieselben so begründen, daß sie im Ernst auf Geltung Anspruch machen könnten? Was soll es heißen, etwas ganz allgemein zu behaupten, was sich nur ganz ausnahmsweise trifft? Oder was findet sich seltener, als wahre Anmut des Weibes und deren unverwelkte Blüte? Wieviele sind es, welchen man diese Eigenschaft mit Recht zugestehen könnte und bei welchen sie nicht durch anderweitige Mängel vollends aufgewogen würde? Wie höchst selten sind nicht die Fälle, wo das Weib durch Anmut herrscht, gegenüber jenen, wo sie die sogenannte Pantoffelherrschaft begründet, welche zwar die verbreitetste und mächtigste, aber zugleich die unberechtigtste*) und garstigste**) von allen Herrschaften ist?

Übrigens spricht sich Schiller über das weibliche Geschlecht auch in anderem Sinne aus, wenn er schreibt:

„Gehorsam ist des Weibes Pflicht auf Erden." ***)

„. . . ein gebrechlich Wesen ist das Weib." †)

„Gleichgültig war und nichtsbedeutend mir
Der Frauen leergeschwätziges Geschlecht. ††)

„. . . . . übel stimmt
Der Weiber Klagen zu dem Thun der Männer. †††)

„Seid Ihr nicht wie die Weiber, die beständig
Zurück nur kommen auf ihr erstes Wort,
Wenn man Vernunft gesprochen stundenlang!" *†)

---

*) St. Paulus, Epist. ad Ephesios V, 22. Ep. ad Coloss. III, 18. Ep. ad Corinthios I, 14, 34. cf. Moses I, 3, 16. Homeros, Odyssea XI, 441.

**) cf. Euripides, Elektra 922—923, p. 98. Juvenalis, Sat VI, 212—217. 223. Cicero, Paradoxa V, 2, 36.

***) Die Jungfrau von Orleans I, 10.

†) Maria Stuart II, 3.

††) Die Braut von Messina, S. 82.

†††) Wallensteins Tod III, 6.

*†) Ebendort II, 6.

„. . . . . Des Weibes Unverstand
Rennt immer vor des Mannes weisem Rat
Voraus . . . .*)

„. . . . . . . Der Name
Des Weibes heißt Verleumdung . . .**)

In ähnlicher Weise sagt Shakespeare:

„Schwachheit, dein Name ist Weib!“***)
[„Frailty, thy name is woman!“]

Noch viel kräftiger drückt sich Euripides aus, indem er soweit geht, das Weib kurzweg „ein Übel“ zu nennen†) und unter anderem zu wünschen: „es sollte auf andere Weise das Menschengeschlecht Fortpflanzung finden und ein Weibervolk gar nicht existieren; dann wäre die Welt frei vom meisten Ungemach.“††)

*) Turandot III, 6.

**) Don Carlos III, 2.

***) Hamlet I, 2.

†) Hippolytos (ed. Hartung, Lips. 1848) 607. Andromache 273 bis 275. 352. Hekabe 1122—1126.

††) Medea 556—558. Hippolytos 598—604. cf. Orestes 235—236. 585—586. Hiketides 40—41. Hippolytos 607—624. 646—648. Herakleides 475—476. Hekabe 1025. Durch das an den citierten Stellen niedergelegte Urteil hat sich Euripides den Vorwurf eines exemplarischen Weiberfeindes zugezogen. Er scheint es jedoch nicht gewesen zu sein; und jedenfalls war er kein Hippolytos. Man kann ihn auch nicht als einen Lügner, sondern nur als einen derben Verräter bezeichnen, der (abgesehen von Hekabe 1129—1130 und Jon 408—409) dem ganzen Geschlecht das nachsagte, was bloß in bezug auf einen Teil desselben (mag dieser auch immerhin ziemlich groß sein) seine Geltung hat. Ferner muß man bedenken, daß er — da ihm doch darum zu thun war, mit seinen Dramen Beifall zu finden — sich gewiß nicht so geäußert haben würde, wenn dies nicht mit der damaligen Anschauungsweise mehr oder weniger im Einklang gewesen wäre. Derlei Sätze wie z. B. „Ein einziger Mann verdient das Leben mehr, als tausend Weiber“ (Iphigenia in Aulide 1269) oder „Ein Mann wird schwer vermißt, wenn er dem Hause stirbt; doch der Tod einer

Mag man auch über das Weib noch so glimpflich urteilen, so wird man doch nicht leugnen können, daß „von ihm die Sünde ihren Anfang genommen hat"*) und daß es im allgemeinen weit mehr, als das männliche Geschlecht einesteils zu Falschheit, Unaufrichtigkeit und Schlauheit**) hinneigt, andernteils zu Geschwätzigkeit, Schmähsucht und Unwahrhaftigkeit.***)

Frau bedeutet nichts" (Iphigenia in Tauris 954—955) u. s. w. scheinen die vorherrschende Meinung jener Zeit gewesen und sowohl mit der Herabwürdigung des Weibes im allgemeinen als speziell mit dem häufigen Vorkommen unglücklicher Ehen in Zusammenhang gestanden zu sein. In letzterer Hinsicht dürfte zu beachten sein die Stelle bei Andromache 583 bis 589: „Wo die Sittlichkeit nicht allgemein geachtet wird, giebt es wenig keusche Weiber", sowie bei Iphigenia in Aulide 1051—1052: „Ein braves Weib zu finden, ist für den Mann ein seltenes Glück; aber böse Weiber sind durchaus kein seltener Fund." Euripides war auch nicht der Einzige, der über das Weib so freimütig urteilte und es ein Übel nannte. Plautus rechtfertigt z. B. die Monogamie, indem er in seinem Trinummus (III, 7) dem Callicles und dem Charmides folgende Worte in den Mund legt: „C. Ich nehme diese zur alleinigen Frau, denn ein Unglück ist für einen Menschen schon genug. Ch. O keineswegs für Dich! Zur Strafe Deiner Sünden reicht selbst ein halbes Dutzend Frau'n nicht aus." cf. Virgilius, Aeneis IV. 569—570. V, 6. VII, 803—807. VIII, 408—413. XI, 648. Tibullus III, 4, 61—63. Curtius VI, 19, 24—29. VIII, 8, 9. X. 13. Phaedrus II, 2, 1—2. In einem besonders üblen Ruf standen im Altertum die Stiefmütter: cf. Euripides, Jon 1018. 1313. Alkestis 294—304. Ovidius, Metamorph. I, 147. Virgilius, Aeneis VII, 765—766. Georgica II, 128. III, 282. Bucolica (Eclogae) III, 33.

*) Sirach XXV, 33.

**) cf. Homeros, Odyssea II, 88—106. IV, 92. XI, 384. 456. Ilias XIV, 329. XIX, 106. Euripides, Andromache 84. 184. Iphigenia in Tauris 981. 1235. Orestes 1080. 1099. Medea 400—401. Hierauf bezieht sich auch die bekannte Redensart: „omnes sunt serpentes", d. h. alle Weiber haben etwas Schlangenähnliches an sich. Darin liegt wohl ein Körnchen Wahrheit; aber in dieser allgemeinen Fassung ist natürlich der Spruch unbedingt fehlerhaft

***) cf. Ilias XX, 251—255. Euripides, Andromache 907—915. 920—930. Hippolytos 625—630. Orestes 595—597. Phoinissae 195 bis 198 (Schiller, Szenen aus den Phönizierinnen pag. 304).

Desgleichen wird man nicht in Abrede stellen können, daß dasselbe in intellektueller Hinsicht dem männlichen Geschlechte zurücksteht und daß es — gemäß seines Hanges zu Hoffart und Selbstgefälligkeit — sich immer für schön, angenehm, einsichtsvoll und tüchtig hält, wenn es auch an diesen Eigenschaften mehr oder weniger Mangel leidet. Der Mehrzahl nach ziemlich mittelmäßig begabt, zeigt es sich in seinem Urteil meistens vorschnell, oberflächlich, einseitig oder ungerecht, weil es nicht unparteiisch nach Vernunftgründen und kalter Prüfung zu entscheiden pflegt, sondern mehr nach Gefühl, nach Neigung und nach momentanem Eindruck.

„Männer richten nach Gründen; des Weibes Urteil ist seine
Liebe, wo es nicht liebt, hat schon gerichtet das Weib." *)

Ferner irrt man unbedingt, wenn man ganz allgemein von einem „zarten" oder „schönen" Geschlecht spricht. Erste Bezeichnung wäre am mindesten zutreffend, letztere gilt nur sehr selten. Wollte man sozusagen das Kind beim rechten Namen nennen, so dürfte man nicht von einem zarten Geschlecht reden, sondern von einem schwachen, reizbaren, wankelmütigen, und nicht von einem schönen Geschlecht, sondern eher von einem rasch verblühenden, trügerischen, einbildungsvollen. Es ist auch allezeit anerkannt worden, daß es auf dieser Welt nichts Ärgeres giebt, als ein boshaftes, ränkevolles, rachsüchtiges Weib.**)

---

*) F. Schiller, Weibliches Urteil, pag. 239. cf. Euripides, Medea 897. Trojades 67—68. Vollkommen gerechtfertigt ist daher die weise Vorschrift: „Mulieres in ecclesia taceant" (St. Paulus, Epist. ad Corinth. I, 14, 34). Der schöne Satz: „Ein Mann, ein Wort" läßt sich sozusagen absolut nicht ins Weibliche übersetzen.

**) cf. Odyssea XI, 409—434. Euripides, Medea 260. Jon 626 bis 627. Hekabe 855—856. 1092—1116. 1125—1126. C. Tacitus, Hist. II, 63 etc. Man denke an Medea, Phaidra, Klytaimnestra, Messalina u. s. w. und man vergleiche den Inhalt der Ilias mit jenem des Nibelungenliedes. Dort ist es ein Mann, der (wegen einer geraubten

Daraus erklärt es sich zum Teil, daß von den mannigfachen Frevelthaten, welche sich in der Weltgeschichte verzeichnet finden, sehr viele durch dasselbe teils veranlaßt, teils gefördert worden waren. Von ihm wurde schon in uralter Zeit ein Krieg von zehnjähriger Dauer verursacht*); und an wie manchen anderen Kriegen, Zerwürfnissen, Ungerechtigkeiten und Schändlichkeiten ist es nicht in allen Jahrhunderten als provozierender oder mitwirkender Faktor beteiligt gewesen!**) Ausgezeichnet durch Schlauheit und Listigkeit, hat das Weib von jeher auf unmännliche Männer großen Einfluß zu üben und dadurch (wenigstens indirekt) eine belangreiche Einwirkung auf die politischen Verhältnisse zu äußern, an der Gestaltung der Weltgeschichte Anteil zu nehmen und gewissermaßen die nährende oder zerstörende Flamme zu bilden vermocht. Es verhält sich also mit ihm vergleichsweise wie mit der Sonne: diese dünkt uns sehr schön und rein zu sein; aber genauer besehen, zeigt sie Flecken — viele sowie große Flecken — und bald wirkt sie gedeihlich, bald verderblich.

Die im vorstehenden ausgedrückte Kritik ist natürlich nicht in bezug auf alle weiblichen Personen zutreffend und offenbar insoferne mangelhaft, als sie nicht in nämlicher Weise auch die günstigen Eigenschaften geltend macht. Es ist aber das Weib — gemäß der Gleichheit des Ursprunges und des Lebenszieles

---

Sklavin) mit seinen Kampfgenossen in Zwist geraten ist und aus beleidigtem Stolz ihnen „unsäglichen Jammer bereitet" (I, 1—2), aber doch zur rechten Zeit sich als versöhnlich erweist und alles wieder gut zu machen sucht (XIX, 40—237); hier hingegen ist es ein Weib, welches (aus den übelsten Motiven) mit unvergleichlicher Grausamkeit gegen ihr eigenes Volk, ja gegen ihre eigenen Brüder wütet und nur an Mord oder Totschlag Gefallen zu finden scheint.

*) Ilias IX, 337—339. Odyssea XI, 438—439. Euripides, Trojades 363—365. 771—772. Helene 109—110. 327—337.

**) cf. Moses I, 3, 1—6. 12. Horatius, Sat. I, 3, 107. Daher auch der Spruch: „Cherchez la femme!"

— von Gott nicht weniger wie der Mann mit allen jenen Gaben und Gnaden ausgestattet, deren es zur Erfüllung seines Existenzzweckes, sowie zur Erreichung seiner ewigen Bestimmung*) bedarf. Es vermag dasselbe in der That dem Manne nicht nur an Tugend gleichzukommen, sondern ihn sowohl in Hinsicht auf Lasterhaftigkeit als in Hinsicht auf Tugendhaftigkeit sogar zu übertreffen. Stets gab und giebt es auch beim weiblichen Geschlecht edle, starke, tugendreiche, reine, musterhafte Seelen, welche sich zumal durch großmütige Entsagung, opferwillige Sorgsamkeit, unermüdliche Geduld, sowie eifrige Mildthätigkeit auszeichnen und in bezug auf Haushaltung, Kindererziehung und Krankenpflege — männlicherseits unerreichbar — ganz Vorzügliches leisten. Eine gute Mutter vermag in der That noch viel mehr für das Wohl der Kinder zu wirken, als ein guter Vater; ein wahres Mutterherz läßt sich mit keinem anderen Herzen vergleichen; die mütterliche Liebe und Sorgfalt kann durch keine andere Hand vollkommen ersetzt werden.**) Sehr richtig sagt ein altes Sprichwort, eine brave Frau sei Gold und Perlen wert. Das ist keine Übertreibung; aber es ist auch richtig, daß sie verhältnismäßig nicht viel weniger selten ist als ein Schatz von Gold und Perlen. Was auf dieser Welt wirklich wertvoll ist, das besteht nirgends in großer Zahl; alles Vorzügliche trifft man spärlich; und nichts gelingt schwerer, als etwas zu finden, was von jeder Seite gut wäre.***) Dazu kommt noch der Umstand, daß gerade die besten weiblichen Wesen nicht nach der Ehe streben, weil sie wohl wissen, daß damit des Lebens Glück nicht immer errungen und

---

*) cf. Cicero, Tusculanae quaestiones I, 19. I, 30. De natura Deorum II, 56. De finibus bonorum et malorum II, 34. De amicitia IV, 13. Orat. pro Rabirio cap. 10.

**) Proverbia Salomonis XXXI, 10—28.

***) Cicero, De amicitia XXI, 79.

daß das Zusammenfinden zweier herrlicher Seelen mehr Ausnahme als Regel ist, weit mehr etwas Ungewöhnliches, wie umgekehrt. Liebe begegnet allerwärts, Tugend wohnt für sich allein und will aufgesucht sein.*)

Verhält es sich nun wirklich so, daß, wie es den Anschein hat, beim weiblichen Geschlecht die edlen Charaktere viel weniger zahlreich sind als beim männlichen Geschlecht, so kann es nicht befremden, wenn die Ehekandidaten sich bei der entscheidenden Wahl häufig statt eines Treffers eine Niete holen. Es wird dies um so leichter der Fall sein, wenn sie den Rat des Euripides, „nicht nach Geld zu heiraten, sondern tugendhafter Eltern Kind zu freien"**) außer acht lassen und überdies auf physische Schönheit ein besonderes Gewicht legen. Denn eine schöne Seele wohnt nicht immer auch in einem schönen Körper; es scheint vielmehr sehr oft ein nahezu gegenteiliges Verhältnis zu bestehen.***) Und was sollte diese Eigenschaft überhaupt für einen thatsächlichen Wert haben? Wie könnte sie einen effektiven Vorzug verleihen, da einerseits über dieselbe die Ansichten und Geschmacksrichtungen so verschieden sind, daß der eine das häßlich nennt, was dem anderen als hübsch dünkt, und andererseits dort, wo sie wirklich besteht, meistens auch viel Unschönes vorhanden ist: nämlich entweder ein stolzer, heftiger, niedriger Charakter oder ein hoher Grad von Unverstand? Wie könnte ein denkender Mensch ein physisches Attribut hoch anschlagen, von dem er einsehen muß, daß es in keiner Hinsicht einen faktischen Nutzen zu gewähren vermag, mehr oder weniger für das

*) Diese Thatsache illustriert zur Genüge die ebenso unwürdige, als unmoralische Sitte, teils durch geschäftsmäßige Vermittlung, teils durch Ausschreibung in Tagblättern eine eheliche Verbindung zu erzielen. Was kann von daher Gutes kommen?

**) Andromache 1250—1253 (Schlußsatz).

***) cf Odyssea VIII, 167—177. XVII, 454. Phaedrus IV, 2, 5—7.

Weib etwas Gefährliches und unter allen Umständen etwas sehr Unsicheres, Zerbrechliches, Kurzwährendes ist?*)

> „Der Ruhm des Reichtums und der Schönheit
> ist flüchtig und nichtig; herrlich und ewig ist
> der Glanz der Tugend.“**)

Faßt man alles Gesagte zusammen, so wird man die Ehe — unter völliger Anerkennung ihrer Notwendigkeit, Wichtigkeit und Würde — immerhin prinzipiell der Ehelosigkeit nachsetzen und zugeben müssen, daß letztere bedingungslos besser, erstere hingegen immer nur bedingungsweise — wenn sie nämlich eine glückliche ist — gut, ersprießlich und wünschenswert sei. Noch mehr wird man dem ledigen Stand den Vorzug deshalb einräumen müssen, weil er einesteils einer höheren Lebensauffassung entspricht***) und der Geist gegenüber dem Körper einen ähnlichen Vorrang besitzt wie der Herr gegenüber dem Knecht, anderntéils der Ehestand — wenn er auch von Gott zum Zwecke der menschlichen Fortpflanzung bestimmt und gesegnet wurde — doch nur ein rein irdisches Verhältnis bildet.

Solange das Bessere dem Guten und das Sichere dem Unsicheren voransteht, wird man somit im allgemeinen jene als die Weiseren bezeichnen dürfen, welche, die Klugheit sich zur Führerin wählend, sich für das Vorzüglichere entscheiden†) und mit Euripides sagen:

> „Sende, o Herr, mir nie den sichern
> Schmerzenspfeil, getaucht in trügerische Sehnsucht!“††)

---

*) cf. Proverbia Salomonis XXXI, 30. Euripides, Helene 237 bis 239. 280—281 (ed. Hartung p. 38. 40). F. Schiller, An Minna. Die Kindesmörderin.

**) Sallustius, Catilina cap. 1.

***) cf. St. Matthaeus XIX, 12. St. Paulus, Epist. ad Corinth. I, 7, 7—8. 25—27. 29—34. 38—40.

†) cf. Cicero, De officiis III, 1, 3. Schiller, Iphigenia in Aulis II, 4. p. 211. IV, 3. p. 244.

††) Medea 614—615. pag. 48.

§ 2. Enthaltsamkeit.

Es giebt viele, welche ganz im Gegensatz zu dem vorstehend Gesagten eine möglichste Verallgemeinerung des ehelichen Lebens wünschen und zwar im Interesse der Sittlichkeit, indem sie glauben und geltend machen wollen, es sei unmöglich oder mindestens überaus schwer, zugleich ehelos und enthaltsam zu leben. Diese Meinung ist sehr verbreitet, aber auch sehr irrtümlich; es ist das eine wahrhaft schwachherzige Behauptung, ein Bedenken weit unter der Würde der Menschheit.

Wäre nämlich der Mensch nicht zur völligen Beherrschung des Geschlechtstriebes befähigt, sondern ihm ebenso widerstandslos untergeben wie das Tier, so könnte er mit demselben nicht einmal auf gleiche Stufe gestellt werden. Denn bei den meisten oder vielmehr bei allen höher organisierten Tieren besteht derselbe nur zu bestimmten, regelmäßigen, periodischen Fristen: er tritt ferner nicht eher ein, als bis sie vollkommen ausgewachsen sind, und erlischt bei ihnen auch früher.*) Würde dieser Trieb, wie man zu glauben und zu behaupten pflegt, eine allgemeine, eingepflanzte, notwendige menschliche Eigenschaft sein, so müßte auch dessen Befriedigung ein allgemeines, notwendiges, unvermeidliches Bedürfnis sein; und wenn sie dies wäre, so könnte sie gar nicht unterbleiben, oder es müßte ein solcher Unterlassungsversuch immer augenscheinlich schwere sanitäre Nachteile zur Folge haben. In Wirklichkeit verhält es sich hingegen geradezu umgekehrt, insofern es durch die Erfahrung aller Zeiten und aller Völker feststeht, daß diejenigen, welche denselben sehr wenig oder gar nicht befriedigen, gesünder und länger leben als im entgegengesetzten Fall. Die frivole Annahme, daß die

---

*) cf. Plinius, Naturalis historia VII, 1. XXVII, 2, 8, Platon, De legibus VIII. p. 840.

Enthaltsamkeit ein mehr oder weniger naturwidriges, unerfüllbares Verlangen sei, findet durch unzählige Beweise aus der Vergangenheit und Gegenwart so sehr ihre gänzliche Widerlegung, daß man sich über die Gedankenlosigkeit jener wundern muß, welche immer wieder darauf zurückkommen und damit etwas Tüchtiges zu sagen wähnen, indem sie von Bedürfnis und Naturnotwendigkeit sprechen.*) Es kann aber von einem eigentlichen oder notwendigen natürlichen Bedürfnis um so weniger die Rede sein, als durchaus kein physischer Zwang zum Geschlechtsleben obwaltet; die Geschlechtsfunktion ist keine Zwangsfunktion, sondern eine Fähigkeit des menschlichen Körpers, welche der menschlichen Willkür unterworfen bleibt. Eben deshalb kann der Geschlechtstrieb teils durch die Macht des Willens, teils durch eine regelrechte, einfache, nüchterne Lebensweise unbedingt unterdrückt oder wenigstens leicht so korrigiert und depotenziert werden, daß er nicht als ein Bedürfnis empfunden wird und nie die Herrschaft des Geistes über den Leib zu beeinträchtigen vermöchte. Er ist wohl eine Äußerung der physischen Seite des Menschen, jedoch kein Erfordernis derselben; er ist ein Produkt der menschlichen Schwäche, welches einerseits in Zusammenhang steht mit äußeren Einflüssen und Reizen, besonders mit Übermaß in Speise und Trank**), mit ausschließlichem oder überreichlichem Fleischkonsum u. s. w., andererseits mit dem Umstand, daß der Mensch in der Erbsünde geboren wird und von Jugend an mit mancherlei üblen Neigungen zu kämpfen hat. Stolz und Sinnlichkeit werden gewissermaßen mit uns geboren; allein wir besitzen auch die Kraft, sie zu bemeistern, zu fesseln, zu überwinden. Die Herrlichkeit der menschlichen

*) Euripides, Elektra 43—46. 50—53. 254. 255. Hippolytos 986—989.

**) St. Paulus, Epist. ad Ephesios V, 18.

Vervollkommnungsfähigkeit liegt in dem Vermögen, den Leib dem Geiste zu unterwerfen, seine schlimmen Gelüste zu bezähmen, seine Begehrungen auf das rechte Maß zu beschränken und möglichst Herr zu werden über alle Auswüchse der Schwachheit und Fehlerhaftigkeit.*)

Auf keine Weise könnte man daher die Geistesmacht des denkenden und frei wollenden Menschen mehr negieren oder verunglimpfen, als wenn man glauben machen wollte, daß er in geschlechtlicher Beziehung sich in einer Art Zwangslage befinde, folglich Ehelosigkeit und Keuschheit nicht vereinbar seien. Sie sind in Wahrheit vollkommen vereinbar und zwar um so gewisser, als in diesem Betreff der persönliche Wille das Entscheidende, Maßgebende ist. Aus dieser völligen Unzweifelhaftigkeit ergiebt sich die Berechtigung, sowie zugleich die Glorifizierung des ledigen Standes.**) Denn durch die Enthaltsamkeit zeichnet sich der Mensch am meisten vor allen anderen lebenden Wesen aus und dadurch erhebt er sich auch unter seinesgleichen am meisten über die gewöhnlichen, niedrigen, schwachen Seelen.***) Wer dies verneinen möchte, der würde seine Einsicht verneinen; wer dies bemäkeln möchte, der würde sich selbst beschimpfen; wer dies umkehren möchte, der würde das Irrtümliche zum Richtigen zu machen suchen und nichts anderes beweisen, als daß er sozusagen „an der Scholle hängt“ †), unvermögend zu besserem Verständnis und unfähig zu höherem, sittlichem Aufschwung. Es gehört freilich keine Kunst dazu, in verächtlicher Weise von „armseligen Hagestolzen“ und „alten Jungfern“ zu sprechen, weil es nicht schwer ist, auch über das Beste und Würdigste zu lästern

---

*) cf. Platon. Phaidon p. 28. 57. 63. Cicero, Paradoxa V. 1. 34—35. Plautus. Trinummus II, 2.

**) cf. Sophocles, Oidipos rex 863—896.

***) cf. Cicero, De officiis I, 30, 106.

†) „Serpit humi.“ Horatius. Epist. ad Pisones 28.

oder zu spotten. Was sollte jedoch mit derlei Ausdrücken gesagt sein? Gewöhnlich glaubt man, wenn man Worte hört, es müsse sich darunter auch etwas Vernünftiges denken lassen. Hier ist dies nicht der Fall; hier gilt der Ausspruch Goethe's:

„Wir sind gewohnt, daß die Menschen verhöhnen,
Was sie nicht verstehen;
Daß sie vor dem Guten und Schönen,
Das ihnen oft beschwerlich ist, murren."*)

Enthaltsam und sittenrein zu leben, ist nichts Ungewöhnliches oder Schwerleistbares, wohl aber etwas Schönes und Rühmliches, weil dazu Einsicht, Willensstärke und Selbstbeherrschung erforderlich sind. Für immer bleibt darum das Wort „Jungfrau" ein Wort, auf welches man mit Recht stolz sein darf, welches man hochschätzen muß und welches auch wirklich allezeit, sowie überall als Ehrenname galt. Obwohl es wahr ist, daß einerseits „die Welt das Strahlende zu schwärzen und das Erhabene in den Staub zu ziehen liebt"**), andererseits die Menschheit zumal in sexueller Beziehung sich den meisten und größten Verirrungen hinzugeben pflegt, ist es doch eine unleugbare Thatsache, daß Jungfräulichkeit und Sittenreinheit immer bei allen Völkern in Ehre standen.***) Schon im frühesten Heidentum hatte man es wohl erkannt, daß der Mensch sich am ehesten dadurch den himmlischen Wesen nähern könne, wenn er sich von jenen Neigungen und Handlungen abwendet, welche ihn den tierischen Wesen ähnlich machen; schon damals hatte man es wohl gefühlt, daß „der Gottheit nur ein reines

*) Faust, 1. Teil, pag. 51. 109.

**) Schiller, Das Mädchen von Orleans.

***) Der Philosoph Pythagoras war hocherfreut darüber, daß seine drei Töchter, wie er es wünschte, ihre Jungfräulichkeit bewahrten.

Herz gefallen kann"*) und daß man nur reine Hände zu ihr erheben sollte**); schon von ältester Zeit an führten sowohl im Morgen- als im Abendlande alle diejenigen Personen, welche sich dem Tempeldienste widmeten, ein eheloses, keusches, gottgeweihtes Leben.***) In vorzüglicher Weise war dies der Fall bezüglich des Ordens der „Vestalischen Jungfrauen", welcher vom König Numa Pompilius gegründet worden war und, solange es ein römisches Reich gab, ein so hohes, allgemeines Ansehen genossen hatte, wie der erste Stand im Staate.†)

Die Achtung, welche man dieser Tugend allerwärts zollte, ist nahezu so alt und so verbreitet wie das Menschengeschlecht selbst. Alle hervorragenden, edlen, geistreichen Männer hatten den Wert der standesmäßigen Keuschheit stets anerkannt, geschätzt, gepriesen und empfohlen. Sogar ein so exquisiter Heide und trockener, lobeskarger Historiker, wie es C. Tacitus war, betrachtete es als eine rühmliche Merkwürdigkeit, daß die Völkerschaften Germaniens „durch keinerlei eheliche Verbindung mit anderen Nationen sich beflecken und dadurch sich als einen eigenen, unvermischten Stamm erhalten haben; daß sie die eheliche Treue streng wahren und kaum an ihren Sitten irgend etwas eines höheren Lobes wert sei; daß sie fast allein von allen Barbaren sich mit einem einzigen Weibe begnügen und daß nicht die Frau dem Manne ein Vermögen bietet, sondern umgekehrt." „So leben sie," sagt Tacitus dann wörtlich, „in wohlverwahrter Keuschheit, nicht von der Schauspiele Lockung, nicht von der Gastmahle Reiz verführt. Daher kommt auch unter diesem

---

*) „Casta placent superis." Tibullus cf. Horatius, Od. III 23, 17. Euripides, Phoinissae 910—911. p. 84.

**) Cicero, De legibus II, 10. 11. De natura Deorum II, 28.

***) cf. Euripides, Helene 961. Iphigenie in Tauris 1174. Trojades 250—254. Jon 53—56.

†) Livius V, 40. Plutarchos, Numa Pompilius, cap. 14.

zahlreichen Volk überaus selten ein Ehebruch vor .... Preisgegebene Keuschheit würde niemals verziehen werden, niemals — trotz Schönheit, Jugend oder Abstammung — einen Gatten finden; denn niemand nimmt dort das Laster gering und niemand betrachtet das Verführen und Sichverführenlassen als etwas Modernes. Noch höher stehen jene Stämme, bei welchen sich das Weib nur einmal verheiraten kann, so daß mit der Verehelichung dann Hoffnung und Gelübde für immer abgeschlossen wird. Diese empfangen einen Gatten wie einen Leib und ein Leben ... und sie lieben denselben nicht bloß als ihren Ehemann, sondern wie die Ehe selbst. Die Zahl der Kinder zu beschränken .... gilt ihnen als Verbrechen; und mehr wirken hier gute Sitten, als wie anderswo gute Gesetze .... Herr und Knecht sind bezüglich der Erziehung nicht verschieden .... Erst spät freien die Männer und ebenso treten die Jungfrauen erst in angemessenem, gereiftem Alter in die Ehe .... Darum geht die Kraft der Eltern auch auf die Kinder über." *)

Wie viel Schönes ist hier nicht mit wenigen Worten gesagt! Wer möchte sich nicht freuen über ein so herrliches Beispiel unserer ältesten Vorfahren? Und wer müßte es ihnen nicht zu besonderer Ehre anrechnen, das eheliche Band als ein so unlösbares aufgefaßt zu haben, daß es dort — wenigstens bei einzelnen Stämmen — für das Weib nur einen Gatten gab, mithin die Wiederverehelichung einer Witwe geradeso als unstatthaft gegolten hat, wie überhaupt allgemein die Ehelichung eines Mädchens, welches nicht mehr eine Jungfrau gewesen wäre? O wie sehr übertreffen nicht die strengen Sitten der

---

*) De germania liber, cap. 4. 17. 18. 19. 20. cf. Euripides, Trojades 636—667. 1006. Horatius, Od. III, 24, 9—24. Valerius Maximus, Memorab. II, 1.

alten heidnischen Germanen die im gegenwärtigen christlichen Zeitalter üblichen Gebräuche und Zulässigkeiten! O wie sehr wäre es nicht zu wünschen, man würde auch heute, so wie damals, einsehen, daß die Keuschheit wahrhaft von hoher Bedeutung ist und daß das weibliche Geschlecht einen weit größeren Einfluß auf die allgemeine Sittlichkeit der Staaten und Nationen auszuüben vermag, als wie das männliche!*) Gewiß! das An-

*) Trotz der unglücklichen Ideen von Polytheismus oder Pantheismus, sowie trotz der Neigung zu Lascivität und Polygamie hat uns das Altertum doch eine höchst beachtenswerte Moralphilosophie überliefert. Die diesbezüglichen Schriften eines Platon, Cicero, Seneca u. s. w. sind unvergängliche Leistungen gottbegnadeter Geister. Und wieviel Herrliches findet sich nicht überhaupt — abgesehen von einigen, wenigen Querköpfen — in den hochschätzbaren Werken der Alten ausgesprochen, von denen noch dazu eine so große Zahl teils durch den Brand zu Alexandria, teils durch die wiederholte Erstürmung von Rom u. s. w. verloren ging! Müssen wir nicht wünschen, es möchten unsere Dichter und Schriftsteller rühmenswerte Beispiele von Keuschheit oder ehelicher Liebe ebensosehr würdigen, feiern und verewigen, wie dies im Altertum der Fall war (cf. Penelope, Alkestis, Hippolytos u. s. w.)? Dürften wir uns nicht glücklich schätzen, wenn auch heute noch von maßgebender Seite der Grundsatz: „Aut prodesse volunt aut delectare poëtae, Aut simul et jucunda et idonea dicere vitae“ (Horatius, Epist. ad Pisones 333—334) geehrt und gelehrt würde? und wenn auch die Tragiker der neueren Zeit den gleichen moralischen Standpunkt einnehmen würden, durch welchen sich Aischylos, Euripides und Sophokles so sehr auszeichnen? Während diese die Tugend verherrlichen und auf die waltende Hand Gottes hinweisen, werden von jenen vielmehr Leidenschaft, Ungerechtigkeit oder Selbstmord glorifiziert und nicht die Treue, sondern der Verrat, nicht die Tugend, sondern das Laster glänzend vor Augen gestellt. Das Theater sollte eine öffentliche Bildungsanstalt sein. Ursprünglich ist es dies in der That gewesen; aber ob es gegenwärtig noch dieser Aufgabe entspricht, muß um so mehr in Zweifel gezogen werden, als wir eine Masse von sogenannten Operetten, Lust- und Schauspielen besitzen, welche die Sittlichkeit nicht fördern, sondern gefährden oder schädigen, indem sie durch Text, Handlung und Darstellung geradewegs der menschlichen Schwachheit und Thorheit zu schmeicheln trachten. Es ist daher zu beklagen, daß die Leitung der meisten Bühnen — durch die häufige Aufführung ganz gehaltloser, läppischer und in moralischer Hinsicht wert-

sehen und das Lob, welches der Sittenreinheit stets zu teil wurde, gebührt derselben um so mehr, je mehr sie von größter Wichtigkeit ist nicht nur für das Wohl der einzelnen, sondern auch der Familien, der Gemeinden, der Staaten und der Völker. Sie ist „jenes Edle und Schöne, das man“, wie Cicero sagt, „um seiner selbst willen wünschen muß und das — mit Verachtung und Verschmähung der Wollust — jeder Tugendhafte zu erreichen sucht.“ *) Etwas Edles ist dieselbe deshalb, weil der Mensch dadurch von seiner Erkenntnis, Willensfreiheit, sowie Willenskraft den besten Gebrauch macht; und sie ist etwas Schönes, weil sie unleugbar ein unersetzbares, hochachtbares Gut bildet. Wo sie nicht wäre, da könnte überhaupt keine Tugend sein; denn „tugendhaft kann man nur diejenigen heißen, welche sich so betragen und so leben, daß sie weder von Sinnenlust oder Unbesonnenheit, noch von irgend einer anderen Leidenschaft sich beherrschen lassen.“ **) Gerade die Sinnenlust ist aber die schädlichste von allen Leidenschaften; vor ihr muß man um so entschiedener warnen, je mehr besonders in dieser Hinsicht die Blütezeit des Lebens so vielen Gefahren ausgesetzt ist.***)

loser oder verwerflicher Stücke — dem schlechten Geschmack des Publikums zu dienen, statt ihm entgegenzuwirken sucht. Gerade die besten, schönsten Schauspiele und Dramen, welche existieren, sind selbst mehrjährigen Theaterfrequentanten fremd oder am wenigsten bekannt. Gleiches gilt auch betreffs der musikalischen Kompositionen. Da es aber zur Genüge klassische Tonwerke giebt, sollten die Stümpereien eines Offenbach, Millöcker, Strauß u. s. w. nicht mehr als eine annehmbare, bühnenfähige Musik erachtet werden. Kurz, die gegenwärtige Beschaffenheit der meisten Theater wird unbedingt zu den sittlichen Mängeln unserer Zeit gezählt werden müssen.

*) De senectute XIII, 43.

**) Cicero. De amicitia V, 19.

***) cf. Aischylos, Hiketides 1000—1003. Cicero, De officiis I, 34, 122.

„Voll von Feinden ist die Welt;
Arglist hat auf allen Pfaden,
Fromme Unschuld zu verraten,
Ihr betrüglich Netz gestellt."*)

„Auf die Unschuld schielt der Verrat mit verschlingendem Blicke,
Mit vergiftetem Zahn tötet des Lästerers Biß."**)

Deshalb rechnet es Cicero zu den Vorzügen des Alters, daß da die menschliche Seele die Prüfungszeit der Sinnenlust, dieser garstigsten und verderblichsten Neigung, überstanden hat und zu sich selbst kommt oder sozusagen für sich selbst lebt. „O, es ist ein herrliches Geschenk, das Greisenalter, weil es uns das entzieht, was in den früheren Jahren das Fehlerhafteste ist! . . . Nicht schwer ist es, etwas zu entbehren, was man nicht vermißt; und die Entbehrung der sinnlichen Vergnügungen ist in der That angenehmer und nützlicher als deren Genuß . . . . Es giebt kein ärgeres Übel als die Sinnenlust . . . kein Frevel und keine Unthat ließe sich denken, zu deren Verübung letztere nicht führen könnte; Hurerei, Ehebrüche und alle dergleichen Schandthaten werden durch ihre Lockungen veranlaßt. Sie ist wahrlich die größte Feindin des menschlichen Verstandes, dieses göttlichen Gnadengeschenkes. Denn wo die Sinnlichkeit herrscht, dort kann es keine Besonnenheit und keine Mäßigung geben; sie hindert das Denken, sie verblendet sozusagen die Augen des Verstandes, sie löscht alles Licht der Seele aus und sie hat keine Gemeinschaft mit der Tugend, weil in ihrem Bereich ganz und gar keine Tugend bestehen kann . . . . Würden wir nicht jederzeit Einsicht und Willensstärke genug besitzen, um sie zu verachten, so wären wir dem Greisenalter großen Dank dafür schuldig, daß es uns nicht darnach gelüsten läßt, wornach uns

*) Schiller, Die Braut von Messina, pag. 65.
**) Schiller, Spaziergang, pag. 154.

nie gelüsten soll .... Überaus wahr bezeichnete Platon die Sinnenlust als eine Lockspeise zum Bösen (esca malorum), indem von ihr sich die Menschen geradeso fangen lassen, wie mit der Angel sich die Fische fangen lassen ..... und treffend antwortete der bejahrte Sophokles auf die Frage, ob er sich noch mit Sachen der sinnlichen Liebe befasse: „Ei, das möge Gott verhüten! sehr gerne entfloh ich dieser Sklaverei wie einem rauhen und rasenden Herrn.“ *)

Genug, das steht fest, daß es nie einen Mann von Geist und Herz gab, der nicht die Keuschheit geehrt und gepriesen, die Unkeuschheit verachtet und getadelt hätte.**) Und wie sollte es auch anders sein? Wie könnte ein aufrichtiger, einsichtsvoller Mensch, der „des Wissens Gut nicht mit dem Herzen zahlt“ ***), anders handeln oder urteilen? Die standesmäßige Keuschheit wird ja notwendigerweise durch das angeborene Schamgefühl und die Empfindung der Menschenwürde bedingt; sie gründet sich ferner auf die Verpflichtung zu Mäßigkeit und Selbstbeherrschung und auf die Erkenntnis ihres unvergleichlichen Wertes, sowohl durch die Berücksichtigung ihrer segensreichen Folgen in moralischer und physischer Beziehung, als auch durch die Erwägung der menschlichen Hinfälligkeit und Kurzlebigkeit.†) Was für einen Gewinn könnte alles sinnliche Vergnügen bringen, da es in diesem Leben kein wirkliches oder vermeintliches materielles Gut giebt, welches von bleibendem, unwandelbarem Bestand wäre und faktisch eine ersättigende, zu-

*) De senectute XII, 39—42. XIII, 44. XIV, 47. 49. cf. Cicero, De legibus I, 17. Paradoxa I, 3, 14. De officiis II, 10, 37.

**) cf. Livius XXVI, 50. XXX, 14. Xenophon, Cyropaidia V, 1, 2—16. VI, 1, 31—49. Curtius III, 12. Horatius, Od. III, 27, 37—38.

***) F. Schiller, Licht und Wärme.

†) cf. Platon, De legibus I, 19. Seneca, Epist. 114.

friedenstellende, heilende, beglückende Wirkung zu äußern vermöchte? Was für einen Reiz könnte die Wollust haben teils in anbetracht ihrer unbestreitbaren schädlichen Konsequenzen, teils in anbetracht der Aufgabe, sowie der Kürze des menschlichen Daseins? Ist nicht in diesem wechselvollen Erdenleben, das von der Wiege bis zum Sarge — ausnahmslos für jeden — mit so vielen Mühseligkeiten und Enttäuschungen verbunden ist, alles, was angenehm sein kann, immer nur von geringer Dauer und nur unter der Bedingung angenehm, daß ein bestimmtes Maß und Ziel eingehalten wird, über welches hinaus sich der Überdruß bedingt? Auf dieser Welt, wo alles vorübergehend, trügerisch, veränderlich und vergänglich ist, wie könnten da sinnliche Genüsse als etwas Begehrenswertes erscheinen? Welchen Reiz könnten dieselben für alle jene haben, welche zu erkennen vermögen, daß das, was ihre Wesenheit und ihre Persönlichkeit ausmacht, nicht der sterbliche, gebrechliche, schwache Leib ist, sondern der unvergängliche Geist, die unsterbliche Seele, nebst allen ihren Kräften und Fähigkeiten?*) Wie könnte ein verständiger, überlegender Mensch sich lieber dazu entschließen, den kurzwährenden, täuschungsvollen sinnlichen Gelüsten zu folgen, als aufwärts zu streben, sich über das Niedrige, Tierische zu erheben und den Geist über den Körper herrschen zu lassen? Wie möchte er das Vergängliche dem Unvergänglichen vorziehen, das Hinfällige dem Dauernden, das Schädliche dem Nützlichen, das Häßliche dem Schönen, das Böse dem Guten? Wie möchte er das als etwas sehr Wünschenswertes erachten, was immer nur von kurzem Bestand ist, was ihn nicht erhöht, sondern herabwürdigt, nicht erquickt, sondern beunruhigt, ihn

*) Cicero, De finibus bon. et mal. V. 12 Platon, De legibus V, p. 727.

nicht zu seinem Ziele hinführt, sondern davon ablenkt?*) Wo war jemals ein menschliches Wesen, welchem die Wollust wirklich zum Nutzen gewesen wäre, es befriedigt, gekräftigt, getröstet hätte? Oder wann hat dieselbe je etwas anderes zur Folge gehabt, als eine Summe von Thorheiten und eine Brust voll Reue?**)

„Nicht hoffe, wer des Drachen Zähne sät,
Erfreuliches zu ernten! Jede Unthat
Trägt ihren eignen Rache-Engel schon,
Die böse Hoffnung, unter ihrem Herzen.“***)

„Um die Sünde flechten Schlangenwirbel
Scham und Reu', das Eumenidenpaar . . .
Mit dem Stolze pflegt der Sturz zu tändeln,
Um das Glück zu klammern sich der Neid,
Ihrem Bruder Tode zuzuspringen
Öffnen Armes Schwester Lüsternheit.“†)

„Das Leben ist der Güter höchstes nicht,
Der Übel größtes aber ist die Schuld.“††)

Wahrlich, nie wird das widerlegt werden, was man noch nie ernstlich leugnen konnte: daß nämlich den Menschen nichts entschiedener entehrt und schädigt wie die Unreinheit, nichts

---

*) „Die Seelen derjenigen, welche der Sinnenlust huldigten, sich den Lüsten des Leibes hingaben, sich gleichsam zu Dienern desselben machten und göttliche wie menschliche Gesetze verletzten: diese schweben, wenn sie die körperliche Hülle verlassen haben, immer noch um die Erde und kommen erst, nachdem sie viele Jahrhunderte herumgetrieben worden sind, wieder hieher zurück.“ Cicero. De re publica VI, 26 (Somnium Scipionis, Schlußsatz).

**) St. Paulus. Epist. ad Galatos VI, 8. Cicero, De finibus II, 13. 32. 35. III, 1.

***) Schiller, Wallensteins Tod I, 7.

†) Schiller, Phantasie an Laura.

††) Schiller, Die Braut von Messina (Schluß).

ihn mehr adelt wie standesmäßige Keuschheit.*) Letztere verleiht jene sittliche Würde, welche allgemein Achtung gebietet und allerwärts Achtung findet, sowie stets gefunden hat**); sie ist die herrlichste und nützlichste Tugend, sie ist wirklich ein unvergleichliches, unersetzbares Gut, ja das edelste Produkt der menschlichen Willensfreiheit, die schönste Frucht der Selbstbeherrschung, die erhabene Tochter des Schamgefühles, dieser kostbaren Himmelsgabe, welche jedem Menschen von Natur aus eingepflanzt ist, um ihn sein Lebenlang zu begleiten als treue, unfehlbare Lehrmeisterin über alles, was mit der Sittenreinheit vereinbar oder unvereinbar ist. Wer diesem göttlichen Fingerzeige folgt, der wird sich des rechten Weges stets bewußt sein; wer hingegen dieses Kleinod dreist von sich warf und die Stimme des Gewissens verleugnet, der wird sich schwer schädigen und unvermeidlich immer mehr auf Abwege gerathen. Denn was dem Schamgefühl widerstreitet, das ist und bleibt etwas Unrechtes, Schimpfliches und Verderbliches, mag es durch weltliche Gesetze verboten oder nicht verboten sein.***)

„Hast du, Glücklicher, nie den schützenden Engel verloren,
Nie des frommen Instinkts liebende Warnung verwirkt;
Malt in dem keuschen Auge noch treu und rein sich die Wahrheit,
Tönt ihr Rufen dir noch hell in den kindlichen Busen:
. . . .
O dann gehe du hin in deiner köstlichen Unschuld!
Dich kann die Wissenschaft nichts lehren; sie lerne von dir!“ †)

---

*) cf. St. Paulus, Epist. ad Corinth. I, 3, 16—17. I, 6, 9—10. 15. 19. Epist. ad Thessal. I, 4, 3—7. Epist. ad Ephes. V. 5. Epist. ad Galatos V, 19—21. Euripides, Medea 616—617 (ed. Hartung. p. 48).

**) Liber sapientiae IV, 1—2.

„. . . . . Fürchte nichts!
Die holde Scham, die Schönheit ist mir heilig.“
Schiller, Die Braut von Messina, pag. 66.

***) cf. Seneca, De ira II, 27.

†) Schiller, Der Genius.

„O wenn das Herz euch warnt, folgt seinem Triebe!
Das Herz ist Gottes Stimme . . . .“*)

„Und was kein Verstand der Verständigen sieht,
Das übet in Einfalt ein kindlich' Gemüt.“**)

Mit innerer Notwendigkeit hat man daher überall und zu allen Zeiten die Keuschheit als unerläßliche Tugend anerkannt und als die Beschützerin der Ehen hochgeschätzt; überall und stets mußte man einsehen und zugestehen, daß nichts den Menschen mehr befleckt als Lüsternheit und Schamlosigkeit, nichts ihn mehr ziert als die Schamröte der Wangen und die Reinheit der Gesinnung. Der Schmuck dieser Tugend prägt sich auch im äußeren aus und läßt sich durch keine Zeit verwischen oder zerstören. Mag auch das Alter kommen und uns noch so sehr sein Siegel aufdrücken, mag es auch unsere Haare bleichen und auf unserer Haut Runzeln ziehen, mag es sich sozusagen noch so sehr an uns rächen: jene Schönheit, welche eine reine Seele dem menschlichen Antlitz verleiht, bleibt immer und glänzt oft noch mehr auf dem Gesichte des Greises, als auf dem des Jünglings oder der Jungfrau. Wie die unbefangene Einfalt und Weichherzigkeit eines unschuldigen Kindes, aus dessen Augen Reinheit und Aufrichtigkeit blicken, etwas Liebliches an sich hat, ebenso bedingen Schamhaftigkeit und Sittsamkeit bei jedem Menschen, zumal beim weiblichen Geschlecht, einen eigentümlichen, unersetzlichen Schmuck.***) Das, was am Weibe wahrhaft gefällt, was immer einen günstigen Eindruck macht, immer Achtung einflößen muß: das ist der Gürtel der Scham und der Schleier der Bescheidenheit — das ist der holde

*) Schiller, Wallensteins Tod IV, 8.

**) Schiller, Die Worte des Glaubens.

***) cf. Seneca, De consolatione, ad Helviam cap. 16. Ovidius, Heroides V, 103. Plutarchos, Conjug. praecepta p. 141.

Zauber der Unschuld, der Talisman der Tugend und nie entweihten Jugend; darin liegt die wahre Würde und Zierde des Weibes, darin liegt sein Schatz, seine Schönheit, sein Stolz, seine Ehre, sein höchstes Gut.

„Alles Vergängliche
Ist nur ein Gleichnis
. . . .
Das Ewig-Weibliche
Zieht uns hinan.“*)

„Eine Tugend genüget dem Weib'; sie ist da, sie erscheinet
Lieblich dem Herzen, dem Aug', lieblich erscheinet sie stets.“**)

„Schamhafte Demut ist der Reize Krone;
Denn ein Verborg'nes ist sich das Schöne.“***)

„Herrlich in der Bräute Locken
Spielt der jungfräuliche Kranz,
Wenn die hellen Kirchenglocken
Laden zu des Festes Glanz.
Ach! des Lebens schönste Feier
Endigt auch den Lebens-Mai:
Mit dem Gürtel, mit dem Schleier
Reißt der schöne Wahn entzwei.“†)

„In dem Gürtel bewahrt Aphrodite der Reize Geheimnis;
Was ihr den Zauber verleiht, ist, was sie bindet: die Scham“††)

Dies ist so offenbar und selbstredend, daß hierüber jedes weitere Wort überflüssig wäre. Wenn es aber dennoch von der Mehrzahl der Menschen nicht gewürdigt wird und allezeit in

*) W. Goethe, Faust, 2. Teil (Schluß).
**) F. Schiller, Tugend des Weibes.
***) Schiller, Die Braut von Messina. pag. 68.
†) Schiller, Das Lied von der Glocke.
††) Schiller, Der Gürtel.

sexueller Beziehung zumeist Unverstand oder Leichtsinn zu herrschen pflegen, so muß man bedenken, daß die guten Eigenschaften und edlen Strebungen sich nicht bei der Mehrheit, sondern immer nur bei einer bescheidenen Minorität finden.

„Majestät der Menschennatur! dich soll ich beim Haufen
Suchen? Bei wenigen nur hast du von jeher gewohnt.
Einzelne wenige zählen, die übrigen alle sind blinde
Nieten; ihr leeres Gewühl hüllet die Treffer nur ein.“*)

„Ach, daß die Einfalt, daß die Unschuld nie
Sich selbst und ihren heiligen Wert erkennt!“**)

Eines jeden Menschen Erkenntniskraft reicht aus, um einzusehen, daß er nicht für dieses kurze, schwankende, ungleichmäßige Leben bestimmt sein könne und daß die seinen vergänglichen Leib belebende unvergängliche Seele sich desselben bedienen muß, zur Erreichung ihrer ewigen Bestimmung.***) Überaus viele benehmen sich jedoch so, als ob sie dies nicht wüßten oder es nicht zu verstehen vermöchten. Denn wenn dem Körper die Aufgabe zukommt, die Seele dem Himmel zuzuführen, so darf derselbe nicht zur Sünde benützt und insbesondere nicht zu einem Laster mißbraucht werden, welches den Menschen vollends von seinem Lebenszweck abzieht, ihn zum Knecht der häßlichsten Gelüste macht, seine Willenskraft lähmt, seine ganze Phantasie verunreinigt, kurz ihn wahrhaft zu ruinieren vermag. Das ist eine unleugbare, augenscheinliche Wahrheit. Wie nämlich die Keuschheit ein Mittel zur Erhaltung der Gesundheit und des Lebens bildet, indem sie einen konservierenden Einfluß

---

*) Schiller, Majestas populi, p. 229. cf. Euripides, Iphigenia in Tauris 647, p. 78. Horatius, Sat. I, 4, 24—25. II, 7, 6—8.

**) Goethe, Faust, 1. Teil, p. 134 (Gartenscene).

***) Siehe die Schrift: „Vom Leben zum Tod — durch Tod zum Leben.“ Regensburg 1890. Verlag von W. Wunderling.

übt und eine heitere, zufriedene Gemütsstimmung bewirkt: so bringt umgekehrt die Unkeuschheit die größten Nachteile in physischer, intellektueller und moralischer Beziehung.*) Unzählige haben dadurch ihre Gesundheit erschüttert oder zerstört; aber noch nie ist jemand gewesen, der durch ein gegenteiliges Verhalten nicht dieselbe gefördert hätte.**) Sehr treffend haben daher die alten Griechen die ewig jungfräuliche Pallas Athene***) zur Patronin der Künste und Wissenschaften gemacht und als eine Heldin (mit Helm, Lanze und Schild) dargestellt; treffend hatten sie die Stärke als eine „Jungfrau" abzubilden gesucht, welche mit ihren Armen eine Säule umfaßt; denn die Enthaltsamkeit stärkt und bewahrt in der That die menschlichen Kräfte.†)

Es ist folglich sehr fehlerhaft und unlogisch, daß man zwar allgemein wünscht, möglichst lang zu leben, jedoch nicht ebenso allgemein wünscht und strebt, der gefährlichsten aller Leidenschaften, sowie dem größten aller Laster den Krieg zu erklären. Wer alt werden will, der muß sittsam leben; und wer dies will, der muß mäßig leben.††) Das ist die notwendige Vor-

---

*) cf. Cicero, De finibus I. 14 Rhetorica ad Herennium IV, 20. Seneca, De beneficiis VII. 2.

**) Sirach XXXVII, 34.

***) cf. Euripides, Trojades 954—955 (ed. Hartung p. 84).

†) Ein bloß vierunddreißigtägiger Aufenthalt in der Stadt Babylon hatte zufolge der dort herrschenden Unsittlichkeit das Heer Alexanders mehr geschwächt, als dies je durch Feindesmacht geschehen war (Curtius, De rebus gestis Alexandri V, 1, 39). Ebenso war ein einziges Winterquartier in Campanien hinreichend, um Hannibals siegreiche Armee zu entnerven und zu ruinieren. Fast zur gleichen Zeit hatte sich Scipio, nachdem ihm der Oberbefehl über das römische Heer übertragen worden war, zunächst dies angelegen sein lassen, eine Unmasse liederlicher Weiber aus demselben zu entfernen und die frühere Ordnung wiederherzustellen (Livius, XXIII, 2).

††) Sine Baccho, carne et luxuria friget Venus [ohne Wein, Fleisch und Üppigkeit erfriert die Venus]. cf. Terentius, Eunuchus IV, 5. Cicero, De natura Deorum II, 23, 60.

bedingung zu einem langen Leben und zu einem angenehmen, frohen, ehrenvollen Greisenalter. Denn „nicht graue Haare, nicht Runzeln können, wie Cicero sagt, für sich allein Achtung erzwingen, sondern bloß ein tugendhaftes Vorleben"*); und wer darnach trachtet, wer sittenrein und mäßig lebt, der wird nie dem Geiste nach altern und nie Ursache haben, sich über das Greisentum zu beklagen. Alle jene, welche tugendhaft und enthaltsam leben, haben den besseren Teil gewählt, haben am besten ihr Dasein verstanden, werden sich ein schönes Greisenalter vorbereiten, können befriedigt auf die Vergangenheit zurückschauen, beruhigt in die Zukunft blicken und leichter dem Tode entgegensehen, als wie caeteris paribus diejenigen, welche eine Gattin oder Kinder zurücklassen müßten.**)

„. . . Der hat sich wohl gebettet . . . .
Der die stachelnde Sucht der Ehren
Von sich warf und die eitle Lust
Und die Wünsche, die ewig begehren."***)

„Wohl dem, der frei von Schuld und Fehle
Bewahrt die kindlich reine Seele."†)

„Deine Weisheit sei die Weisheit der grauen Haare, aber dein Herz sei das Herz der unschuldigen Kindheit."††)

Das ist eine Thatsache, von welcher es wirklich keine Ausnahme giebt. Es ist nämlich ganz falsch, wenn man meint, das Greisenalter wäre für einen ledigen, tugendhaften Menschen

*) De senectute XVIII, 62.

**) cf. Euripides, Medea 1051—1076. p. 82. Alkestis 943—952. p. 104. Rhesos 950—952. p. 110.

***) Schiller, Die Braut von Messina, pag. 137. cf. P. Ovidius, Tristia III, 4, 25.

†) Schiller, Die Kraniche des Ibykus.

††) Schiller, Die Räuber V, 2.

etwas Mißliches oder doch unter allen Umständen weit weniger angenehm, als für einen verheirateten. Noch nie ist es vorgekommen, daß eine solche Person in den höheren Jahren — ohne besonderes, eigenes Verschulden — je in eine schlimme, hilflose, darbungsvolle Lage geraten wäre und es zu bereuen gehabt hätte, daß sie ehelos geblieben war. Unleugbar beschützt alle diese eine höhere Hand und sorgt wahrhaft väterlich dafür, daß der Herbst ihres Lebens ihnen nichts Übles, Drückendes, Entbehrungsreiches biete.

Erwägt man die großen Vorteile, welche der Keuschheit zukommen, sowie die schweren Nachteile, welche die Unkeuschheit unvermeidlich zur Folge hat, so wird man erkennen und zugeben müssen, daß erstere nicht bloß als eine Tugend, sondern auch als eine Pflicht der menschlichen Einsicht, Selbstachtung und Ehre zu betrachten sei. Gerade weil der Mensch nur verhältnismäßig kurze Zeit lebt, gerade, weil er nur einmal lebt: gerade deshalb muß er besonders darauf bedacht sein, möglichst vernunftmäßig und ehrbar zu leben. Was man bloß einmal thun kann, das muß man um so mehr ganz, gut und mit Eifer thun, als man es nicht mehr ungeschehen machen kann.*) Es darf auch nicht sein, daß Gefühl oder Neigung etwas billigen,

*) Unwiderruflich und unwiederbringlich entflieht die Zeit: nie kehrt eine versäumte Gelegenheit ganz in gleicher Weise sowie unter gleichen Umständen wieder zurück; nie bleibt in irgend einer Beziehung der gleiche Bestand, sondern alles unterliegt im Laufe der Zeit einer fortwährenden Veränderung. Geschehenes kann man in Wirklichkeit nie mehr so hinsichtlich seiner Folgen gutmachen, als wenn es gar nicht geschehen wäre. Ein böses Wort, welches mit beflügelter Eile von Ohr zu Ohr getragen wird, kann auf keine Weise zurückgeholt oder so widerrufen werden, daß es allen zur Kenntnis kommt und von allen geglaubt wird; eine geraubte Unschuld kann nie mehr zurückgegeben oder irgendwie ersetzt werden; eine befleckte Ehre kann nie mehr ganz rein gewaschen werden; Lüge und Ungerechtigkeit in Wort, Schrift oder That können nie mehr vollständig kompensiert, nie völlig korrigiert und unwirksam gemacht werden.

was Verstand und gerechter Sinn verwerfen müssen; die Qualität der Gefühle und Wünsche muß immer dem Erkenntnisvermögen untergeordnet sein und der Geist muß immer über den Körper herrschen.*) In allen Lebensverhältnissen, in jedem Stande und

*) Unter den Kräften des erkennenden Geistes steht obenan die Vernunft. Sie ist die Quelle der Ideen, die Wurzel des Gottesbewußtseins und der Einsicht; durch sie erfassen wir das Göttliche und Übersinnliche; durch sie vernehmen wir — mittels der Stimme des Gewissens — die Offenbarung des göttlichen Willens und der göttlichen Wahrheit. Die zweite wesentlichste Kraft des erkennenden Geistes ist der Verstand. Unmittelbar der Vernunft untergeben, soll derselbe sowohl den von ihr empfangenen Wahrheitsinhalt näher zergliedern und durch besonderes Nachdenken zum vollen, individuellen Eigentum machen, als auch alle durch die Sinne zugeleitete Erkenntnis und Erfahrung prüfen, sichten, beherrschen. Seine Ausbildung und sein richtiger Gebrauch bildet folglich eine unerläßliche, beständige, vielumfassende Obliegenheit eines jeden Menschen. Aus der Vernunft und dem Verstande resultieren Gedächtnis, Erinnerung, Einbildungskraft und Wille. Ersteres bewahrt teils die vom Vorstand ergriffenen Wahrheiten und Erkenntnisse, teils die durch die Sinne zukommenden Eindrücke. Ohne Gedächtnis könnte es weder ein Wissen, noch einen dauernden Wahrheitsbesitz geben; es könnten auch die höheren, sittlichen und religiösen Wahrheiten keine nachhaltige Einwirkung auf unsere Gesinnung oder unsere Handlungsweise haben, wenn sie nicht im Gedächtnis festgehalten würden. Tantum scimus, quantum memoria tenemus. Von Jugend auf muß darum letzteres geübt und zugleich möglichst darauf geachtet werden, daß es bloß mit wahrhaft Wissenswertem bereichert, hingegen von allen gefährlichen oder schädlichen Einflüssen thunlichst rein gehalten wird (cf. Platon, De re publica II, p. 378). Desgleichen sollte die Phantasie sich nur mit dem Erhabenen und Schönen befassen und einer sorgfältigen Überwachung unterworfen sein Eine ungezügelte Phantasie, welche notwendigerweise in eine Welt der Täuschung oder der Träumerei führen müßte, wäre unvereinbar mit klarer Erkenntnis des Wahren und Guten, unvereinbar mit besonnener, sittlicher Thätigkeit, sowie mit zufriedenstellender Ruhe des Gemütes (cf. Cicero, De officiis I, 36, 132. III, 19, 77. Juvenalis, Sat. XIII, 209). Dasselbe gilt nicht minder bezüglich der Sinne, insofern sie wichtige Werkzeuge des erkennenden, an die Leiblichkeit gebundenen menschlichen Geistes sind, seine Thätigkeit nach außen hin vermitteln und wieder von dort ihm die nötigen Anregungen zuführen. Auch diese müssen so überwacht und beherrscht werden, daß sie die sittliche Lebensaufgabe fördern, nicht gefährden oder hindern

Alter sind Willensstärke und Selbstbeherrschung um so unentbehrlicher, je mehr einesteils das menschliche Wesen von Natur aus zur Sinnlichkeit hinneigt, anderenteils das Laster sich oft mit einem trügerischen Zauber umkleidet und die Lüsternheit als Naturtrieb, die Leidenschaft als natürliches Bedürfnis hingestellt zu werden pflegen.*) Durch den Besitz von Selbstbewußtsein, Vernunft und Erkenntniskraft haben wir auch die Pflicht, sie zu gebrauchen, um uns zu Höherem emporzuschwingen, durch ein zielbewußtes, sittliches Leben uns vor den Tieren auszuzeichnen und durch die Macht unseres freien Willens die niederen Strebungen, Neigungen und Begierden zu bezähmen. Jeder Mensch ist wahrlich sich selbst am nächsten, ist Eigentümer seines ganzen Leibes, aller seiner Fähigkeiten, aller seiner Eigenschaften jeder ist sein eigenstes Ich und sein eigener Herr, indem er mit freier Selbstbestimmung ausgestattet und in den Stand gesetzt ist, über den Körper herrschen zu können.**) Jeder ist deshalb auch für sich allein verantwortlich über all sein Thun oder Lassen; jeder ist, insoweit es sich um sein persönliches Verhalten handelt, seines Glückes oder Unglückes eigener Schmied.***)

„Dein Schicksal ruht in deiner eignen Brust.“ †)

„Ein jeder giebt den Wert sich selbst . . . .
Den Menschen macht sein Wille groß und klein.“ ††)

Demgemäß ist die Selbstbeherrschung, sowie die Übung der guten Fähigkeiten und die Bekämpfung der schlimmen Neigungen um so mehr für jeden eine vernunftmäßige Obliegenheit, als

---

*) cf. Xenophon, Memorabilia Socratis I, 5. IV. 5.

**) cf. Horatius, Epist. I, 16, 74—75.

***) Suae quisque fortunae faber est. cf Sallustius, De re publica ordinanda I. 1. Cornelius Nepos, Vita Attici XI, 6.

†) Schiller, Die Jungfrau von Orleans III. 4.

††) Schiller, Wallensteins Tod IV. 8.

jedem durch das göttliche Geschenk des Schamgefühls und der Gewissensstimme der beste Lehrmeister und treueste Führer zu teil geworden ist.

„Alles kann der Edle leisten,
Der versteht und rasch ergreift." *)

„Und die Tugend, sie ist kein leerer Schall,
Der Mensch kann sie üben im Leben . . ." **)

Ja, ich wiederhole es: die standesmäßige Keuschheit ist geradezu eine Forderung der menschlichen Einsicht.***) Denn nichts belohnt sich schon auf dieser Welt so augenscheinlich, als wie jene und nichts bestraft sich schon hier so offenbar wie das Gegenteil. Wer sich den sinnlichen Gelüsten hingiebt, der kommt allmählich immer mehr auf Abwege, von welchen er nur schwer wieder auf die rechte Bahn zurückfindet. Von Genuß zu Genuß eilend stürzt man sich — in einer Art von Verblendung†) — in immer tiefere Verirrungen; denn im Bereiche der Wollust giebt es keine Überlegung, keine Mäßigung, kein Ziel, keine Grenze, keinen Stillstand; gerade dieses Laster greift immer weiter um sich und führt, wenn es feste Wurzel gefaßt hat, unaufhaltbar zum Verderben.

„Fortzündet an dem Brande sich der Brand"††)

„So taumle ich von Begierde zu Genuß
Und im Genuß verschmacht' ich nach Begierde."†††)

*) Goethe, Faust, 2. Teil, pag. 5 (Chor).

**) Schiller, Die Worte des Glaubens.

***) Euripides, Iphigenia in Aulide 476. p. 58.

†) „Tam diu, dum ita gaudet, nihil agitare mente, nihil ratione, nihil cogitatione consequi potest . . ." Cicero, De senectute XII, 41. [Solange man der Sinnenlust dient, kann man nichts mit dem Verstande überlegen, nichts mit der Vernunft, nichts mit der Denkkraft auffassen.]

††) Schiller, Die Jungfrau von Orleans III, 4.

†††) Goethe, Faust, 1. Teil, p. 142 (Monolog).

Die Wollust löscht ja — nach dem Ausspruch Ciceros — gleichsam das Licht der Seele aus; sie ist eine Feindin der Vernunft; sie verunreinigt und verdüstert das geistige Auge: sie schwächt die physische und moralische Kraft; sie hindert am Denken: sie benimmt die Besonnenheit; sie lähmt den Willen; und sie überliefert dem Greisenalter — wenn es überhaupt erreicht wird — einen elenden, siechen, entnervten Körper.*) Man ruiniert in ihrem Dienste die Gesundheit, vernachläßigt die Berufspflichten, vergißt auf Studium oder geistige Beschäftigung, verletzt die Standesehre, verfehlt seine Karriere und ignoriert den Zweck des menschlichen Daseins.**) Überaus wahr ist daher die Mahnung des heidnischen Dichters Horatius:

„. . . . Beherrsche die Sinnenlust! Denn gehorcht sie
Nicht, so herrscht sie Diese bezähme und feßle mit Ketten!"
„. . . . . Lenkst du
Nicht deinen Geist zur Tugend und fragst, was recht ist und edel,
Wirst du der Habsucht oder der Sinnlichkeit dienen . . . . . .
Fliehe die Wollust, teuer erkauft für dauernde Übel!"***)

Noch nie hat es einen Menschen gegeben, welchem die Pflege der sinnlichen Neigungen genützt, die Enthaltsamkeit geschadet hätte; noch nie war ein menschliches Wesen, welches etwas Namhaftes und Gutes zu leisten vermochte, solang dessen Gehirn angefüllt war mit unkeuschen Gedanken und Gelüsten. „Diejenigen, welche in tierischer Weise sich den sinnlichen Genüssen überlassen, können nämlich, wie Cicero sagt, sich um so weniger zu etwas Großem, Erhabenem, Göttlichem erheben, je

*) De senectute IX, 29. XII. 42.

**) „Ein braver Kerl von echtem Fleisch und Blut
Ist für die Dirne viel zu gut."
Goethe, Faust, 1. Teil. p. 86 (Kellerszene).

***) Epist. I. 2, 35—37. 55. 62. 63. Sat. II, 3, 250—252. cf. Euripides, Medea 1041. 1042. p. 80.

mehr sie ihre ganze Phantasie bereits zu einer so niedrigen, verächtlichen Sache herabgezogen haben." *) Und selbst, wenn dies ausnahmsweise nicht vollends der Fall wäre, so würde doch der Wert vereinzelnter guter Leistungen hundertfach aufgewogen werden durch das Gewicht des gegebenen schlechten Beispieles. Denn auf dieser Sünde ruht der besondere Fluch, daß sie nicht verborgen bleibt und nicht von einer Person allein verübt werden kann, mithin durch dieselbe das sittliche Wohl anderer immer mehr oder weniger in Mitleidenschaft gezogen wird.**)

> Das eben ist der Fluch der bösen That,
> Daß sie, fortwirkend, immer Böses muß bedingen.***)

Ein unkeuscher Mensch gleicht einem unreinen Gefäß, welches den mit demselben in Berührung kommenden Stoffen einen üblen Geruch oder Geschmack mitteilt.†) Ein solcher sündigt in doppelter Weise, indem er allemal nicht bloß sich selbst benachteiligt, sondern auch seine Umgebung, seine Mitmenschen.††) Denn böse Beispiele verderben gute Sitten, oder richtiger gesagt: sie haben dieselben stets verdorben.†††) Eine schamlose, niedere, gemeine Gesinnung wird sich immer auch in den Worten,

*) De amicitia IX, 32.

**) cf. Cicero, Orat. pro Coelio cap. 18. Euripides, Hippolytos 419—422. 654—655. W. Goethe, Faust, 1. Teil. pag. 167. (Kirchenszene).

***) cf. Schiller, Die Piccolomini V, 1.

†) Horatius, Epist. I, 2, 54. cf. Seneca, Epist. 7. De ira III, 8.

††) Wir haben nicht allein Pflichten in bezug auf uns selbst, sondern auch in bezug auf alle unsere Zeitgenossen. Wir müssen einander stützen, erheben, belehren, leiten und fördern; wir müssen stets der Wahrheit offen Zeugnis geben und stets uns davor hüten, das Erkenntnisvermögen anderer Menschen zu beleidigen oder zu trüben, teils durch Unwahrheit oder Täuschung, teils durch üblen Rat oder üble That, beziehungsweise durch schlimmes Beispiel oder Ärgernis. cf. Seneca, De otio sapientis cap. 28.

†††) St. Paulus, Epist. ad Corinthios I, 15, 33.

Handlungen und Strebungen wiederspiegeln; ein unreiner Geist wird auch Unreines produzieren, sprechen, schreiben und vollführen; ein unlauterer Mensch wird auch am Unlauteren Gefallen haben, wird es suchen, empfehlen und verbreiten.

„Aber wessen das Gefäß ist gefüllt,
Davon es sprudelt und überquillt."*)

„Wovon das Herz voll ist, davon geht der Mund über."**)

„O wahrlich! Eines schlechten Mannes Freuden
Sind Freuden, die ihm ähnlich seh'n."***)

„Rein gehalten dein Gewand, rein gehalten Mund und Hand!
Außen sei die Schwelle rein, innen rein des Hauses Wand,
Daß einsprechen könn' im Haus reiner Geist aus Himmelsland!
Sohn, die äuß're Reinlichkeit sei der innern Unterpfand!
Rein gehalten Hand und Mund, rein gehalten dein Gewand!"†)

---

*) Schiller, Wallensteins Lager, 8. Auftritt

**) St. Lucas VI, 45. St. Matthaeus XII, 34.

Ex sermone potes, qualis sit, noscere, quisque,
Ut facile ex cantu noscitur omnis avis.
[Den Menschen erkennt man aus seiner Rede,
wie man den Vogel erkennt aus seinem Gesang].

***) Schiller, Iphigenia in Aulis II, 2.

†) Friedrich Rückert. O könnte man doch bewirken, daß Mund und Hand immer rein gehalten würden und die Unschamhaftigkeit nicht so vielfach in Wort, Schrift und Bild ihren Ausdruck fände! Zumal in letzterer Hinsicht begegnet man gegenwärtig einem fast zur Mode werdenden Unfug, insofern man in Malerei und Skulptur menschliche Gestalten so darzustellen beliebt, als ob die Nacktheit der normale Zustand wäre. Es ist dies ebensosehr eine widerliche Geschmacksverirrung, als eine eigentümliche Gedankenlosigkeit. Denn von der Stunde an, wo das erste Menschenpaar das moralische Bedürfnis nach Umhüllung des Körpers empfand (cf. Moses I, 3, 7. 10. 11), ist die Bekleidung faktisch zu einem unerläßlichen Erfordernis für jeden gesitteten Menschen geworden. Da alle höher entwickelten Tiere eine haarige, gefiederte, schuppige panzer- oder schalenförmige Bedeckung besitzen und bei allen die Geschlechtsteile eine möglichst verborgene Lagerung

Die Unkeuschheit wirkt so allgemein schädigend, wie eine ansteckende Krankheit. Wo immer Schamlosigkeit, Wollust und Luxus überhandnahmen, dort begann auch der Verfall der gesellschaftlichen sowie der staatlichen Wohlfahrt.*) „Mit der allmählichen Abnahme von Zucht und Ordnung, sagt Livius in der Vorrede zu seinem großartigen Geschichtswerk, sind in der Folge die guten Sitten anfangs gleichsam nur locker geworden, nach und nach jedoch immer mehr gesunken und endlich ganz untergegangen . . . . Früher standen Einfachheit und Genügsamkeit in Ehren, jetzt Habsucht und Genußsucht; früher verlangte man um so weniger, je weniger man hatte; jetzt hingegen hat der Reichtum die Habsucht großgezogen, jetzt haben die verschiedensten sinnlichen Vergnügungen ein rastloses Verlangen

haben, läßt es sich auch betreffs des am höchsten organisierten und mit den vorzüglichsten Eigenschaften ausgestatteten Geschöpfes weder als geziemend, noch als kunstmäßig erachten, dasselbe in frecher Entblößung abzubilden und ihm gewissermaßen den Schmuck des Schamgefühles, sowie die Erkenntnis der Menschenwürde abzusprechen. Eine den klimatischen Verhältnissen angemessene Bekleidung gehört notwendiger Weise zum Begriffe und zum Wesen eines kultivierten Menschen. Mit den Kleidern bringt man ja den Wilden den ersten Anfang der Kultur. Wie könnte also die alberne Manier, auf Bildwerken menschliche Figuren in purer Nudität vorzuführen oder überhaupt die Grenzen der Scham und des Anstandes zu überschreiten, als etwas Entschuldbares oder Kunstgerechtes erscheinen? Wie dürfte man mit Recht sich auf die klassische Vorzeit berufen, da gerade die berühmtesten Klassiker des Morgen- und Abendlandes die Sittsamkeit hochschätzten und Männer wie Sokrates, Platon, Plutarchos, Cicero, Horatius, Seneca u. s. w. deutlich genug sich dahin aussprachen, daß es auch eine Überbildung, einen Grad von zu hoher Civilisation gebe, der die Völker ins Verderben stürzt, weil er zu Sinnlichkeit und Üppigkeit führt? Die mächtigen Nationen des Alterthums: die Assyrier, Babylonier, Griechen und Römer hätten nicht überwunden werden können, wenn sie nicht durch Sinnenlust, Verweichlichung und Unsittlichkeit entnervt gewesen wären. Nicht die Gewalt der feindlichen Waffen, sondern die Gewalt der Laster hatte ihnen thatsächlich den Untergang bereitet.

*) cf. Valerius Maximus, Memorab. IV, 3.

rege gemacht, jetzt haben unmäßiger Aufwand und Üppigkeit nicht allein uns selbst, sondern auch den Staat verdorben." *) Das sind Worte der Wahrheit, die für alle Zeiten und alle Völker gelten. O gewiß! Die Sittlichkeit ist ein allgemeines Gut, ohne welches überhaupt keine Tugend**) sein könnte; die Unsittlichkeit aber ist und bleibt ein gemeinschädliches Übel***), weil der Mensch zum Zusammenleben bestimmt ist und unter allen eine gewisse Verbindung, eine gewisse Gemeinsamkeit besteht. †)

Es kann darum in der menschlichen Gesellschaft kein häßlicheres und unheilvolleres Vorkommnis geben, als die gewerbsmäßige Prostitution und deren unablässige Attentate.

§ 3. Die Prostitution.

Unter Prostitution versteht man im engeren Sinne die Hingabe eines weiblichen Wesens an die nächste beste männliche Person und zwar gegen Bezahlung. Diese Verwertung des menschlichen Körpers, welche sich als die höchste Potenz der Unsittlichkeit, ja als die Lasterhaftigkeit in ihrer vollendeten Form und Emanzipation darstellt, existierte allerdings schon im frühen Altertum; doch gab es nie eine Zeit, wo sie nicht als Laster betrachtet, verachtet und verpönt gewesen wäre. Eine gesetzliche Gewährleistung derselben hatte selbst im Heidentum

---

*) cf. Horatius, Epist. II, 1, 139. II, 2. 63—64.

**) Wie das Wort Tugend von Tügen (Taugen) und das Wort Sünde von dem lateinischen sons (schuldhaft) herzuleiten ist, so auch virtus von vir und ἀρετή von ἄρης. Es wird hiedurch das im Begriffe der Tugend liegende Merkmal des Kampfes, sowie der Willensstärke ebenso deutlich ausgesprochen, wie mit dem Wort ἁμαρτία (Sünde) etwas Fehlerhaftes, Gesetzwidriges ausgedrückt ist. cf. Cicero, Paradoxa III, 1, 20.

***) cf. Horatius, Od. III, 6, 17—36. 45—48.

†) cf. Cicero, De amicitia V, 19. De officiis I, 7, 20. 22. III, 12, 53. III, 17, 69. De finibus III. 19—20. V. 23.

niemals stattgefunden, weil eine ersprießliche Gesetzgebung weder das Laster anerkennen, noch mit demselben einen Vertrag schließen kann. Wollte sie dies thun, so würde sie eine Ausnahme machen, welche sich ebensowenig durch gute, als durch zwingende Gründe rechtfertigen ließe. Eine Gesetzgebung, welche nicht die Wahrheit und Moral sich zur Grundlage nimmt und nicht in jeder Hinsicht das Gute zu beschützen, das Böse zu bekämpfen trachtet, würde nicht mehr im Einklang stehen mit den Obliegenheiten eines Rechtsstaates.*) Letzterem kommt nämlich nicht nur die Befugnis, sondern auch die unerläßliche Pflicht zu, die Ärgernisse, welche die Prostitution giebt, um so ernstlicher zu unterdrücken, je mehr dieselben als ein Hohn gegen die sittlichen Principien erscheinen, auf welchen er selbst ruht.

Es ist aber eine absolute Unmöglichkeit, die gewerbsmäßige Prostitution existieren zu lassen und zugleich deren Ärgernisse, deren gesamte nachteiligen Reflexe und schädlichen Einflüsse auf die öffentliche Sittlichkeit, fernhalten zu können. Denn einerseits ist die Behörde nicht im stande, in genügender Weise stetig und allerwärts ein wachsames Auge zu haben, andererseits bedingt die Existenz einer konzessionierten Prostitution ganz per se um so mehr eine beständige, indirekte Aufforderung zur Unkeuschheit, je mehr ihr der Stempel des Lasters unverkennbar auf die Stirne gedrückt ist. Oder wie könnte man es verhindern, daß die Prostituierten nicht schon durch ihr Exterieur sich von allen anderen weiblichen Personen unterscheiden und sich offenkundig als die personifizierte Unsittlichkeit präsentieren? Wie könnte man es ändern, daß ihnen die Schamlosigkeit unzweideutigst aus den Augen leuchtet und daß sie durch ihr dreistes, stolzes, langsames Einherschreiten auf der Straße, durch ihre rauhe, männliche Stimme, durch ihre geschmacklose, mehr

*) cf. Cicero, De legibus II, 5.

oder weniger bizarre Kleidung, durch ihre weiß gepuderten oder tiefrot geschminkten Wangen, durch ihr plumpes, freches Benehmen, durch die fragenden, verlangenden Blicke, welche sie auf die begegnenden Männer werfen u. s. w., jedermann — ob jung oder alt — unbedingt kenntlich sind? Wodurch könnte man erzielen, daß diese Personen nicht schon durch ihr Dasein immer einen verfänglichen Eindruck machen, keusche Augen beleidigen und leicht verführbare, unerfahrene Personen reizen, bethören, verleiten, mithin ebenso oft eine gefährliche Lockung, sowie eine herausfordernde Gelegenheit zur Unzucht bilden, so oft sie auf die Straße treten oder überhaupt sich unter andere Menschen begeben? Ferner, wie könnte man verhüten, daß, wo immer in einer Stadt sich ein Bordell befindet, dies nicht bloß den erwachsenen Leuten, sondern auch den minderjährigen Personen, ja sogar Kindern, sehr wohl bekannt wird, teils vom Hörensagen, teils vom statthabenden Verkehr, teils weil man weiß, daß ein kleines Haus mit offener Thüre und stets geschlossenen, verschleierten Fenstern nicht anderes sein könne, als eine privilegierte Stätte der Unsittlichkeit? Wie könnte man nun die Prostitution existieren lassen und zugleich diese faktischen, offenbaren Mißlichkeiten wirklich verhindern oder beseitigen? Was unmöglich ist, das bleibt unmöglich; Menschen können keine Wunder wirken.

Früher glaubte man, in besagter Beziehung eine Besserung bewirken zu können, indem man die Prostituierten ausschließlich auf ein begrenztes Terrain zu beschränken suchte und ihnen nur an einem bestimmten, vom Verkehr abgelegenen, äußeren Orte der Stadt (gewöhnlich in der Nähe des Hinrichtungsplatzes oder der sogenannten Wasenmeisterei) den Aufenthalt gestattete. Natürlich konnte auch diese Maßregel (welche zum Teil heute noch in Italien besteht) den beabsichtigten Zweck keineswegs erfüllen und mußte überdies große Nachteile zur Folge haben. Es wird nämlich dann der betreffende Stadtteil gewissermaßen prostituiert, er wird zu einem Sammelplatze aller lüderlichen Leute und hiemit zu einem Orte der höchsten Unsicherheit gemacht. Dazu kommt noch der Umstand, daß, wo immer man einer Anzahl von Prostituirten eine Wohnstätte erlaubt oder einen Zwangsaufenthalt anweist, in ungerechter Weise eine bedeutende Entwertung der dort, sowie in der Nachbarschaft befindlichen Anwesen verursacht wird, insofern selbstverständlich ehrbare Familien sich nimmer dazu verstehen werden, in einer Hurenstraße oder deren nächsten Angrenzung zu wohnen. Ferner ist es klar, daß man die Prostituierten wohl auf einen bestimmten Stadtbezirk oder auf einzelne Straßen zusammendrängen aber sie nicht dort abschließen und nicht davon zurückhalten kann, die Linien zu überschreiten und zur rechten Zeit sich unter die Gesamtbevölkerung zu mischen; was beim hellen Tag nicht geschehen kann, das geschiet eben beim Dunkel der Nacht — und immer ist das Weib listiger als der Mann.

Erfahrungsgemäß erweist sich die eingeschlossene Prostitution um nichts besser oder ungefährlicher als die freilebende. Mit der Konzessionierung eines Bordells schädigt man nicht nur, wie gesagt, in unverantwortlicher Weise die benachbarten Grund- und Anwesensbesitzer, sondern man veranlaßt auch, daß infolge der behördlichen Gewährung das betreffende Haus als eine Freistätte aller Zügellosigkeit betrachtet, daß es vom Grafen angefangen, bis herab zum Studenten und zum steckbrieflich verfolgten Gauner frequentiert wird*) und daß die Hurerei selbst als etwas Berechtigtes, Natürliches, Normalmäßiges angesehen zu werden pflegt. Gerade jene unerfahrenen, jungen Leute, für welche die Duldung der gewerbsmäßigen Prostitution die größte Gefahr, sowie das größte Verderben bildet, erachten den Besuch

*) cf. St. Matthaeus XXIV, 28.

solcher amtlich bewilligter Häuser nicht als ungeziemend, weil sie meinen, die Behörde könne nicht etwas gestatten, was nicht rechtmäßig, gebührend oder nützlich wäre. So giebt das Bestehen von Bordellen den Anlaß zur Verbreitung der irrigsten Ansichten und führt dazu, daß sogar das Schimpflichste für schicklich und das Verwerflichste für zukömmlich gehalten wird.

Überdies ist es thatsächlich ein alter Irrtum, wenn man glaubt, die in Bordelle eingeschlossene Prostitution vollkommen überwachen und unschädlich machen zu können. Wie wollte man es denn erzielen, daß dort einigermaßen konvenable Zustände seien? Wer sollte dort die gebührende Ordnung begründen und aufrechterhalten? Von allen jenen Personen, welche so sehr das Scham- und Ehrgefühl abgelegt haben, daß sie sich zum Aufsichtsdienste in einem solchen Hause verwenden lassen möchten, wird man nimmermehr eine gewissenhafte Pflichterfüllung erwarten dürfen. Wo sollte man also verlässige, tüchtige Leute hernehmen, welche da eine wirksame, entsprechende Überwachung bethätigen wollten und könnten? Ist das Bordell ein Privatunternehmen, so giebt es in demselben — wie aus der Erfahrung aller Zeiten und Orte zur Genüge bekannt ist — keine Ordnung, keine Reinlichkeit, kein Recht, kein Gesetz; andererseits wird man aber vernünftiger Weise doch nicht mehr davon reden können, daß es ein städtisches oder polizeiliches Institut (sit venia verbo!) sein solle. Der Staat kann sich nie zum Gründer und Verwalter von Bordellen machen; und die Gemeinde oder Stadtbehörde könnte dies nur unter der Bedingung thun, daß sie das Recht hätte, ihren Bewohnern das schmählichste Beispiel zu geben, ihnen zu Hurerei, Ehebruch, Lasterhaftigkeit und Unsittlichkeit möglichst behilflich zu sein. Es gilt hier wahrlich das Sprichwort: „wer Pech anrührt, der besudelt sich.“ *)

*) Sirach XIII. 1. Horatius, Epist. II. 1. 235.

Leider ist es im Mittelalter — zu einer Zeit, wo ein allgemeiner Sittenverfall herrschte — faktisch vorgekommen, daß Stadtmagistrate ihre Privilegien soweit mißbrauchten, um aus Gemeindemitteln Hurenhäuser zu errichten und selbst zu verwalten. Diese magistratische Pflege und Nutznießung der Unteuschheit hatte jedoch zu solchen Ausschreitungen sowie zu einer solchen Propagation der Unsittlichkeit geführt, daß die sogenannten städtischen „Frawenhäuser“ nach ziemlich kurzem Bestand geschlossen werden mußten.

Ihre rasche, gänzliche und in verschiedenen deutschen Gebieten nahezu in den gleichen Jahren erfolgte Aufhebung war dem Umstand zu verdanken, daß die hervorragenden Männer jener Zeit diese kommunalen Gründungen ebenso einmütig, als freimütig bekämpften und dadurch zu sehr energischen Verfügungen der betreffenden Landesfürsten Veranlassung gaben. Damit mag es wohl auch zusammenhängen, daß seitdem nirgends ein Versuch gemacht wurde, sie zu erneuern. Es verfloß sogar eine sehr beträchtliche Frist, bis allmählich in den größeren Handelsorten wiederum derartige Lasterstätten auftauchten, welche eine Privatunternehmung waren (meistens von seite älterer Kupplerinnen oder Maitressen) und Bordelle oder Toleranzhäuser genannt wurden. Indem es ihnen gelang, teils sich der Aufmerksamkeit der Behörde zu entziehen, teils eine ausnahmsweise, nachsichtsvolle Duldung zu erwirken, vermochten sie, bis zur Gegenwart fortzubestehen, wo sie sich — infolge der Konkurrenz seitens der gesetzlich gestatteten freilebenden Prostitution — an manchen Orten nicht vermehrt, sondern im Gegenteil vermindert haben.

Es sei ferne von mir, irgend eine Schilderung davon zu geben, wie es in diesen fluchwürdigen Häusern zugeht, wie und woher sie ihre Bewohnerinnen bekommen und wie sie sowohl im allgemeinen als im einzelnen beschaffen sind. Ich will nur das Eine sagen: es verhält sich mit ihnen so, daß man sie als eine Schande der menschlichen Gesellschaft, ja als eine Verhöhnung von Recht und Gesetz bezeichnen muß. Sie vermitteln unleugbar die Entstehung und Übertragung der Syphilis sowie anderer ansteckender Krankheiten; sie begünstigen in hohem Grad Verführung und Ehebruch; sie verletzen die Menschenwürde, indem sie einen unqualifizierbaren Mädchenhandel bedingen: und sie fördern die Kuppelei, indem sie deren Bundesgenossenschaft notwendigerweise bedürfen. Wer daher die Bordelle billigen, protegieren, entschuldigen oder verteidigen möchte: Der weiß entweder nicht, was er thut und macht, sich mithin eines sträflichen Vorwitzes schuldig, oder er würdigt sich wissentlich herab zum Anwalt der übelsten Sache und wäre dann nicht mehr wert, das Licht der Sonne zu schauen.

Es hat allerdings, wie schon gesagt, zu jeder Zeit — wenn auch keineswegs überall — Unsittlichkeit und diesbezügliche Ärgernisse gegeben, wie es stets Ungerechtigkeiten und Gesetzesübertretungen gegeben hat; es ist jedoch ein großer Unterschied, in welchem Grade, in welcher Ausbreitung und in welcher Form sie vorkommen. Zu allen Zeiten hat ein beträchtlicher Teil der Menschen sich sinnlichen Exzessen und Sittlichkeitsverletzungen hingegeben; aber es geschah dies früher thunlichst im verborgenen und es wurde nie der Prostitution eine gesellschaftliche Berechtigung zugestanden; es wurde nie von administrativer Seite eine Verbindung mit ihr eingegangen; es wurde nie durch legislative Zulassung derselben die Idee des christlichen Rechtsstaates negiert; es wurde nie der große Gewinn verkannt, welcher aus dem bedingungslosen Verbote und der dadurch ermöglichten Beseitigung derselben, offenbar der staatlichen Autorität zutheil wird. Das ist der Unterschied zwischen der Vergangenheit und der Gegenwart. Der Schwerpunkt liegt also darin, daß man in unserer christlichen Zeit dem Schamgefühl einen großen Abbruch thut und das moralische Bewußtsein der Gesamtbevölkerung dadurch schwächt, indem man inmitten derselben — durch gesetzliche Konzessionierung — einem Laster freien Spielraum gewährt, welches „unter Christen gar nicht genannt werden sollte"*) und unvereinbar ist mit allem Streben nach Gesittung, Bildung und Fortschritt. Die gewerbsmäßige Prostitution ist ja die vollkommenste Negation aller Sittlichkeit und widerstreitet darum der gesellschaftlichen Ordnung noch weit mehr als das Konkubinat. Kann nun die Gesetzgebung letzteres nicht gestatten, so darf sie logischer Weise aus gleichen Gründen erstere noch viel weniger bestehen lassen, weil ihre unvermeidlichen moralischen Nachteile und sonstigen schlimmen Folgen in gar keinen Vergleich gebracht werden können mit denjenigen, welche das Konkubinat bewirkt. Wird dieses gesetzlich verpönt, jene hingegen in jeder Form — eingeschlossen und freiwohnend — gesetzlich geduldet: so ist das eine unbestreitbare, unbegründbare Kontradiktion. Aber

„. . . ein vollkommner Widerspruch bleibt
Gleich geheimnisvoll für Kluge wie für Thoren."**)

Demgemäß sind unsere gegenwärtigen desfallsigen Normen ein unglückliches Paradoxon, welches sich nicht entschuldigen läßt. Muß das Staatsleben aus dem Begriff des Rechtsstaates resultieren, muß der christliche Staat notwendigerweise auf christlichen Prinzipien beruhen, muß die Sittlichkeit ebensosehr als eine Forderung der staatlichen Ordnung wie der gesellschaftlichen Wohlfahrt anerkannt werden: so muß man das höchste Gegenteil derselben, nämlich die gewerbsmäßige Unzucht, nicht nur als ein Laster erachten, sondern auch als solches behandeln, d. h. man muß es bekämpfen, nicht dulden, man muß es beseitigen, nicht walten lassen. Geschieht nun letzteres faktisch,

*) St. Paulus, Epist. ad Ephesios V, 3.

**) W. Goethe, Faust, 1. Teil, pag. 108 (Hexenküche).

indem man den zum Schutze der Sittlichkeit von alters her bestandenen Vorschriften ein Gesetz betreffs Gewährung der gewerbsmäßigen Prostitution entgegenstellte und jene dadurch illusorisch macht: so verwirklicht sich hiemit ein Systemwechsel, welcher nur üble Konsequenzen haben kann. Es ist eben nicht möglich, zweien grundverschiedenen, sich feindlich entgegenstehenden Herren treu zu dienen*), wie es nicht möglich ist, Wasser und Feuer zu vereinigen, oder das Böse auf gleiche Stufe zu stellen mit dem Guten; wo man dem Laster Platz macht, da muß die Tugend ausweichen; wo man jenes sich entfalten läßt, dort wird das Rechts- und Sittlichkeitsgefühl herabgesetzt. Diese Folge ergiebt sich aber unverhütbar, sobald man amtlicherseits gestattet, daß einzelne Lokalitäten oder ganze Häuser stetig zur Bethätigung gewerbsmäßiger Unzucht verwendet werden und daß in allen größeren Städten sich eine beliebige Anzahl solcher verkommener weiblicher Wesen befindet, welche nur vom Verkehre mit Wüstlingen sowie von der Verleitung junger, unerfahrener, leichtsinniger Jünglinge oder Männer ihren Lebensunterhalt nimmt.**) Eine Behörde, welche dies unter ihren Augen geschehen läßt, schädigt ihr Ansehen und verschuldet, daß die moralischen Begriffe der Bevölkerung teils beleidigt, teils abgeschwächt, teils irregeleitet werden. Denn letztere pflegt, wie bereits bemerkt, aus den vorhandenen Thatsachen kurzweg Schlüsse zu ziehen, ohne die Prämissen auf ihre Richtigkeit zu prüfen; sie pflegt, kumulativ alles das für gut und rechtmäßig zu halten, was und weil es von der Obrigkeit nicht verboten ist.

*) St. Matthaeus VI, 24.

**) Die Zahl der notorischen, eingeschriebenen Prostituierten ist gegenwärtig in Deutschland zu einer solchen Höhe gelangt, daß — dem Vernehmen nach — z. B. in Hamburg schon auf je 48 Einwohner eine Prostituierte trifft, in Berlin eine auf je 60 Köpfe und in München eine auf ungefähr 200. Facta loquuntur.

Schon allein deshalb muß man einem Gesetze, welches die Duldung der gewerbsmäßigen Prostitution involviert, die Existenzberechtigung um so mehr absprechen, je mehr dasselbe der allgemeinen Wohlfahrt widerstrebt und weder auf stichhaltige, respektable Gründe sich zu stützen, noch überhaupt etwas Gutes zu leisten oder etwas anderes zu bewirken im stande ist, als eine bedenkliche Zunahme der Unsittlichkeit, sowie eine fortschreitende Mehrung der Prostituierten nebst ihrem unvermeidlichen Anhange: der sogenannten Louis, der Kuppler, Mädchenhändler und Gelegenheitsmacher. Eine böse Saat läßt nie und ließ noch nie Gutes ernten; wie der Baum, so die Frucht.

Gleichgiltig unter welchem Vorwand und unter welcher Hülle die Unsittlichkeit auftreten mag oder geduldet wird, sie bleibt doch immer etwas Schimpfliches, Schändliches, Schädliches. Was an sich fehlerhaft, ungerecht und unsittlich ist, das könnte unter keinen Umständen, unter keiner Form, zu keiner Zeit und an keinem Ort als korrekt, zulässig und schön erscheinen. Die Unwahrheit bleibt stets Unwahrheit, wenn sie auch von dem Weisesten gepredigt würde; und der Irrtum bleibt stets Irrtum, wenn er auch mit den herrlichsten Worten ausgesprochen und von der ganzen Welt würde in Ehren gehalten werden. Wären also auch diejenigen, welche die Prostitution als etwas Natürliches, Unabweisbares, Notwendiges erklären und überhaupt das anscheinend Unvermeidliche oder Nützliche dem Guten vorziehen möchten, noch so gelehrte, hochgestellte, berühmte Männer: so würde doch diese Meinung eine perfekte, folgenschwere Irrung sein. Denn niemals könnte etwas von Nutzen sein, was nicht sittlich gut ist. Wann immer in dieser Beziehung ein Widerspruch zu bestehen scheint, so ist es allemal kein wirklicher, sondern ein vermeintlicher, mithin jedesmal eine Täuschung. Für das Nützliche und das Gute kann es ja nur einen einzigen, gleichheitlichen Maßstab geben. Was der

Gerechtigkeit zuwiderläuft, was nicht sittlich gut ist, das kann auch nie nützlich sein, selbst wenn es als nützlich erscheinen würde. Immer muß daher unter allen Umständen das sittlich Gute dem scheinbar Vorteilhaften vorgezogen werden und unter allen Umständen dürfen aus materiellem Interesse Klugheit und Ehrlichkeit um so weniger als unvereinbar oder als etwas Sichwiderstreitendes betrachtet werden, je weniger dies in Wahrheit jemals der Fall sein kann. Wo Unrecht oder Unsittlichkeit ist, dort kann kein wahrer Vorteil sein. Sobald man dies nicht anerkennen wollte, würde man alle Moral sozusagen über Bord werfen; man würde dann bloß soweit rechtlich und sittlich gut handeln, als es der momentane Zwang erfordert, hingegen allemal dann, wenn man auf Verborgenheit und Straflosigkeit rechnen dürfte, sich jede Unehrlichkeit oder Unrechtmäßigkeit erlauben. Pflicht der Vernunft ist es, zwischen dem Guten und Bösen zu unterscheiden, zwischen beiden zu wählen, dieses zu unterlassen, jenes zu vollbringen und zwar zu jeder Zeit, sowie in jedem Fall. Wer seines Vorteils wegen gerade nur soviel nicht thut, als er — um nicht in Strafe zu fallen — nicht thun darf, und unter dem Vorwand der Klugheit arglistig handeln, d. h. das Gute dem Bösen nachsetzen zu dürfen glaubt: Der könnte nimmermehr ein Mensch von Ehre und Gewissen heißen. „Ja, ewig wird derjenige nicht ein rechtschaffener Mann werden, der nicht einsehen lernt, daß nie etwas wirklich Nutzen zu bringen vermag, was nicht sittlich gut ist.“ *)

Man muß also einer sonderbaren Moralphilosophie huldigen, wenn man die Prostitution behördlich konzessioniert und sie — sei es auch bloß bedingungsweise — als ein erlaubtes Gewerbe existieren läßt; und man muß noch dazu sich über alle Logik

---

*) Cicero, De officiis III, 19, 76. cf. Ibidem II, 3. 9. 10. III. 3, 11. III, 11, 47—50. III. 15, 63. 64. III, 17. 71—75. De finibus II, 14—15.

hinwegsetzen, wenn man einerseits Konkubinat, Kuppelei und Sittlichkeitsverletzungen verbietet, andererseits in unbeschränkter Zahl Legitimationsscheine für gewerbsmäßige Unzucht ausfertigt und auf ganze Häuser die Konzession zur ständigen Beherbergung von Prostituirten erteilt. Oder ist dies kein Widerspruch, wenn man zwar die öffentliche Sittlichkeit beschützen und aufrecht erhalten will, jedoch faktisch die Prostitution mitten in den allgemeinen Verkehr stellt, sie fast zu jeder Zeit des Tages frei in allen Straßen der Städte einherwandeln läßt und ihr zum Teil sogar in sehr schönen, frequenten, centralen Straßen zu wohnen gestattet? Ist das kein Widerspruch, wenn man wohl die Ehe als die sittliche Grundlage des Staates anerkennt, aber trotzdem es zuläßt oder vielmehr nach dem Gesetzeslaut zulassen muß, daß Ehefrauen — zufolge Einwilligung oder Veranlassung von seite ihrer Ehemänner — sich in das Prostituierten-Register einschreiben lassen und (gegen Bezahlung der vorschriftsmäßigen Taxe) eine Lizenzkarte erwerben? Wird hiemit nicht thatsächlich der Ehebruch legitimiert und ein Verhältnis geschaffen, bei welchem die Frau als privilegierte, steuerzahlende Ehebrecherin erscheint und der betreffende Ehemann sich als Kuppler darstellt, so daß, wenn ein solches Treiben brüchig wird, der Mann sich wegen Ehebruch scheiden lassen und die Frau in bezug auf jenen einen Strafantrag wegen Kuppelei stellen könnte? Wie ließe sich ein derartiges Vorkommnis rechtfertigen oder entschuldigen? Wann ist so etwas in der Vorzeit je der Fall gewesen?

Die Majestät und Unverletzlichkeit des Gesetzes besteht in der mit demselben verknüpften staatlichen Autorität. Denn das Gesetz ist nichts anderes, als die Aussprache des Staates darüber, was in seinem Bereich Rechtens sein solle; überdies gehört es zum Wesen eines Gesetzes, daß es gleichmäßig für alle gelte, daß es zum Wohle der Bevölkerung diene und darum auf den Grundsätzen der Moral ruhe.*) Aber ein Gesetz, welches die gewerbsmäßige Prostitution duldet und dieselbe — sei es auch in was immer für einer Beschränkung — zu einem erlaubten Gewerbe erhebt, widerspricht der staatlichen Autorität, widerspricht den göttlichen Geboten, widerspricht der christlichen Weltanschauung, widerspricht den überall, sowie von jeher bestandenen Sittlichkeitsbegriffen. Ein solches Gesetz ist für die Gesamtheit unbedingt von verderblichem Einfluß: teils eben durch diesen Widerspruch, teils durch das aus der besagten Duldung unvermeidlichst resultierende schlechte Beispiel, teils durch die hiedurch für eine Menge von thörichten, leichtsinnigen Mädchen gegebene Möglichkeit, ungestraft ein unstetes, arbeitsloses, lustiges Leben führen zu können, teils durch die für alle männlichen Individuen überreichlich gebotene Gelegenheit zu Ehebruch und sexuellen Exzessen. Die Gelegenheit macht den Dieb — wer kann dies leugnen? Es werden also unbestreitbar durch die jetzige, die Prostitution bewilligende Gesetzgebung faktisch nicht geringe physische und moralische Nachteile verursacht: es wird dadurch die Verleitung zu Unkeuschheit und sittlicher Verirrung überall gefördert: es werden dadurch Gebräuche veranlaßt, welche zu weiteren Ausschreitungen führen und durchaus üble Folgen haben; es wird dadurch die Meinung begünstigt, als ob man die leiblichen Fähigkeiten ganz beliebig verwerten und auf jede mögliche Weise seinen Lebensunterhalt suchen dürfe; es werden die Begriffe von Ehrbarkeit und Unehrbarkeit, von Erlaubtsein und Unerlaubtsein, von Recht und Unrecht u. s. w. nicht nur allgemein gelockert und abgeschwächt, sondern bei sehr vielen geradezu untergraben und vergiftet. Ein wahres Unglück ist es mithin, wenn man in einem christlichen Staat die gewerbsmäßige Prostitution duldet und diese Duldung noch dazu für

---

*) cf. Cicero. De legibus III. 19.

notwendig oder nützlich hält. Möchte man doch nicht vergessen, daß nicht das von ehrlichem Handwerk lebende Volk die Prostitution wünscht und ernährt, sondern daß dies fast ausschließlich von seite der höheren, begüterten, angesehenen Stände geschieht, denen am meisten die Pflicht obliegt, gutes Beispiel zu geben! Wollte man dieser wegen die Prostitution als unabweisbar, unentbehrlich und nützlich erklären, so würde man damit nichts Geringeres zugestehen, als daß „das Ärgernis nur von oben kommt.“ *)

Diese Sachlage rechtfertigt wohl hinlänglich den vielseitig gehegten Wunsch nach radikaler Abhilfe, beziehungsweise nach Zurückgabe der früheren Vorschriften, welche die Behörden dazu verpflichteten, der Sittlichkeit allseits den gebührenden Schutz zu vermitteln und die Prostitution möglichst zu verhindern, indem sie letztere nicht als ein zu duldendes, sondern als ein zu bekämpfendes Laster bezeichneten und auch die einschlägigen Rechtstitel darboten, um dieselbe verfolgen und unterdrücken zu können. Das tiefgefühlte Verlangen nach Aufhebung des gegenwärtigen, unheilvollen Duldungssystems ist durch die dringende Notwendigkeit einer diesbezüglichen, ernstlichen Remedur so vollkommen begründet, daß hierüber jede weitere Bemerkung überflüssig wäre. Allein, es genügt nicht, bloß auf eine Wiederkehr des früheren, strikten Prostitutionsverbotes thunlichst hinzuwirken, sondern es müßte ebensosehr auch eine wirkliche, völlige, energische Ausführung desselben ersehnt und erbeten werden. Das ist um so wichtiger, als bekanntlich — aus mehrfachen Gründen — vormals in diesem Betreff eine derartige Mangelhaftigkeit bestand, daß es manchen scheinen wollte, als ob ein solches Verbot gar nicht durchführbar sei. Diese Behauptung, welche man so gern zu gunsten der Prostitution geltend zu machen pflegt, ist in

*) Schiller, Wallensteins Lager, 8. Auftritt. cf. Euripides, Hippolytos 402—405, pag. 38

Wirklichkeit ganz falsch. Der Staat kann dieses Laster nebst allen seinen Annexen sehr wohl beseitigen, sobald er dazu ernstlich gewillt ist; und er muß prinzipiell dasselbe — sammt allem, was darum und daran hängt — unbedingt in die Acht erklären, er muß es verbieten, bestrafen und unterdrücken, weil er hierzu nicht nur das Recht und die Verbindlichkeit, sondern auch die erforderliche Macht besitzt. In dieser Hinsicht fehlt es nicht am vollen Können, wofern es nicht am entschlossenen Wollen fehlt. Wer dies verneinen möchte, der würde von staatlicher Leistungsfähigkeit einen sehr schlechten Begriff haben und zudem auf jene Zeiten und Orte keine Rücksicht nehmen, wo ein desfallsiger effektiver Vollzug schon stattgefunden hatte und zum Teil noch stattfindet. Es giebt nämlich noch eine hübsche Zahl kleiner Städte, welche — durch kluges Zusammenwirken und energisches Verfahren seitens einer einsichtsvollen Verwaltungsbehörde — sich vom Schmutze der gewerbsmäßigen Prostitution rein zu halten vermochten. Was aber im kleinen leicht geschehen kann, das wird auch im großen nicht unmöglich sein; und wenn die einzelnen Teile, aus welchen sich ein Ganzes zusammensetzt, gut sind oder es werden, so muß auch dieses gut sein oder gut werden können. Wird also mit entsprechender Umsicht und Beharrlichkeit gleichheitlich in jeder einzelnen Stadt und in jedem einzelnen Verwaltungsdistrikt die Ausrottung der Prostitution bethätigt, so muß sich aus der Summierung ihrer totalen Unterdrückung folgemäßig eine allgemeine Beseitigung ergeben. Und dies kann sicher erreicht werden, wenn mit dem unbedingten, ausnahmslosen Verbot der Prostitution zugleich die gesetzliche Verfügung getroffen und mit erforderlicher Strenge durchgeführt wird, daß jeder Grund- und Hausbesitzer allemal einer schweren Strafe verfällt, sobald er zur Vollziehung der gewerbsmäßigen Unzucht Gelegenheit giebt, d. h. sobald er — ganz abgesehen von der Zeitdauer — derlei Individuen beherbergt oder von einem diesbezüglichen Vorkommnis keine Anzeige erstattet. Würde jeder Grund- und Anwesensbesitzer, sowie dessen Stellvertreter (jeder Kurator, Verwalter, Pächter oder Hausmeister) persönlich dafür haftbar gemacht werden, daß in dem betreffendem Besitztum keine gewerbsmäßige Prostitution stattfindet, so würde letztere dann keine Unterkunft haben, oder doch bald brach gelegt werden. Denn das ist wirklich nicht möglich, daß dieselbe in irgend einer Behausung so geschehen könnte, daß es dem Eigentümer oder dessen Stellvertreter, beziehungsweise allen Inwohnern und der ganzen Nachbarschaft vollkommen unbemerkt bliebe. Gerade weil dies nie und nirgends verborgen bleiben kann, bedingt, wie oben gesagt, die desfallsige Duldung notwendigermaßen eine Kette von Ärgernis und schlechtem Beispiel. Ferner wird es bei geordneten Verwaltungsverhältnissen dem Vorsteher oder Sicherheitskommissär eines jeden Stadtbezirkes obliegen, die Bewohner desselben zu beobachten und kennen zu lernen. Erfüllt er diese Aufgabe gewissenhaft, so wird es ihm unschwer gelingen, die verdächtigen Subjekte zu ermitteln und zu überführen. Auf diese Weise würde jede Stadt sowohl von der Sippschaft der Prostituierten, als auch von der Gesellschaft der Kuppler oder Kupplerinnen und der sogenannten Louis gereinigt werden können. Solange und wo immer nämlich jene existieren, dort wuchert auch diese ehrlose, sicherheitsgefährliche Zunft*); und darum kann man nie erstere dulden, ohne dadurch die Kuppelei zu nähren, die Unsittlichkeit zu fördern und die öffentliche Sicherheit zu mindern; eines bedingt das andere.

Kann nun die gewerbsmäßige Prostitution unzweifelhaft unterdrückt und ferngehalten werden, so dürften Legislative und Exekutive um so weniger zögern, dies thatsächlich zu bewerkstelligen, als die Obrigkeit dazu berufen ist, die Sittlichkeit zu

*) cf. Plautus. Curculio II, 3.

schützen, die Unsittlichkeit thunlichst zu verhüten, die Kuppelei unablässig zu verfolgen, die Bevölkerung vor ansteckenden Krankheiten zu bewahren und überhaupt alles, was deren physisches oder moralisches Wohl schädigt, möglichst zu beseitigen oder zurückzudrängen. So wenig sich diese aus dem Begriffe des Rechtsstaates hervorgehende Obliegenheit bestreiten ließe, ebensowenig läßt es sich in Abrede stellen, daß die Staatsgewalt, beziehungsweise die Stadtpolizei oder Ortsverwaltungsbehörde, allmählich eine völlige Unterdrückung der Prostitution erzielen könne, sobald sie durch ein ausnahmsloses, gesetzliches Verbot derselben effektiv in den Stand gesetzt und, wie ich ausdrücklich betonen muß, auch ernstlich gewillt ist, ihr entschieden entgegenzutreten, ihr den Boden zu entziehen, sie ohnmächtig, schutzlos und obdachlos zu machen. O möge man nicht das mindeste Bedenken tragen bezüglich des Könnens, wenn das Wollen wirklich außer Frage steht! Möge man nicht im geringsten an der Gewißheit einer erfolgreichen Durchführbarkeit zweifeln und sich nicht den Vorwitz erlauben, sie in bezug auf irgend einen Ort als unmöglich zu bezeichnen, bevor man sich nicht faktisch davon überzeugt hätte. Möge man fest versichert sein, daß dieses Übel auch in den großen Städten gerade so wie in den kleinen unterdrückt oder ferngehalten werden könne, da es — im großen wie im kleinen — dem Menschen nie an der nötigen Kraft gebricht zur Vollbringung dessen, wozu er durch geschriebenes und ungeschriebenes göttliches Gebot verpflichtet ist. „Sapere aude! Incipe!“ *)

Prostitution und Syphilis.

(Anhang zu § 3).

Man sucht, die gegenwärtige Duldung der Prostitution nicht allein damit zu entschuldigen, daß man eine Unerzielbarkeit

*) Horatius, Epist. I, 2, 40—41.

ihrer Unterdrückung vorschützt, sondern auch dadurch, daß man — im Zusammenhang hiermit — die behördliche Überwachung derselben als das einzige Mittel zur Austilgung der Syphilis erklärt. Diese Behauptung ist gleichfalls vollkommen unrichtig.

Ansteckende Krankheiten der Genitalorgane existierten immer und überall dort, wann und wo die Menschen sich der Unsittlichkeit hingaben. Diese Krankheiten, welche eben deshalb von jeher als etwas schimpfliches galten*), knüpfen sich um so unzertrennlicher an die gewerbsmäßige Prostitution, als sie durch letztere ausschließlich ihre unaufhörliche Entstehung und Verbreitung finden. Es liegt dies ganz in der Natur der Sache, insofern ein solcher Mißbrauch des menschlichen Körpers selbstverständlich nicht ohne üble physische Folgen bleiben kann**); aus Schlechtem kann nie etwas Gutes, sondern immer nur wieder Schlechtes kommen. Die Syphilis, sowie die sogenannten venerischen Affektionen insgesamt werden somit nie und nirgends fehlen, solange und wo immer gewerbsmäßige Unzucht bethätigt wird.***) Obschon dies klar und zweifellos ist, glaubte man doch im 19. Jahrhundert, durch besondere ärztliche Kontrolle das erreichen zu können, was in der ganzen vorausgängigen Zeit nicht erwirkt zu werden vermochte.

*) cf. A. C. Celsus, De re medica VI, 18, 1.

**) Per quod quis peccat, per idem punitur et idem.
Womit man sündigt, daran wird man auch gestraft
Wer vom Fleische sät, der wird vom Fleische ernten.

***) Sehr richtig sagte schon am Ende des 15. Jahrhunderts der berühmte französische Arzt A. Fernelius: „Luem veneream, nisi clementia sua Deus extingueret aut effrenatam hominum libidinem temperaret, nunquam extinctam iri, sed fore humano generi comitem et immortalem credo.“ Collectio Luisini (Aphrodisiacus), Amsterdam 1728, tomus II, pag. 611. Wofern nicht Gott uns gnädig von der Venus-Seuche befreit oder der zügellosen Lüsternheit der Menschen Einhalt thut, so wird, wie ich glaube, diese Krankheit nicht mehr verschwinden, sondern beim Menschengeschlecht (im Gegensatz zu den Tieren) dauernd fortbestehen.

Ergeben der überschwänglichen Idee, jene Krankheiten wirklich ausrotten zu können, ging man vor ungefähr zwei Dezennien so weit, mit der gesetzlichen Duldung dieses Lasters zugleich die gesetzliche Bestimmung zu verbinden, daß alle notorischermaßen der Prostitution beflissenen weiblichen Individuen sich einer zwangsweisen, wöchentlichen Visitation durch den zuständigen Amtsarzt unterziehen müssen und zwar gegen jedesmalige Bezahlung der normierten Untersuchungsgebühr. Man nannte dies die behördliche „Regelung der Prostitution" und man hoffte, hierdurch die Ansteckungsherde sicher ermitteln und unschädlich machen zu können, mithin die Übertragung der venerischen Krankheiten allgemein zu verhindern.

Es ist freilich nicht schwer, dem einen Teil das Untersuchen und dem anderen Teil das Sichuntersuchenlassen zu befehlen; allein es ist schwer oder vielmehr unmöglich, einerseits sämmtliche weiblichen Wesen, welche sich prostituieren, vollzählig und ausnahmslos zur wöchentlichen Visitation heranzuziehen, andererseits zu erreichen, daß dieselbe auch beständig mit einer solchen Genauigkeit vorgenommen werde, um dem beabsichtigten Zweck einigermaßen zu entsprechen. Es giebt nämlich nichts, was mehr Ekel und Überdruß erregen könnte, als die fortwährende, massenhafte Vollziehung dieser ebenso häßlichen, als mühevollen Manipulation, welche noch dazu absolut nicht das leisten kann, was sie leisten sollte. Jedem vorurteilsfreien, denkenden Menschen muß es zur Genüge einleuchten, daß hierdurch sich keineswegs eine Vernichtung jener ansteckenden Krankheiten erzielen läßt, welche mit der gewerbsmäßigen Unzucht vollends Hand in Hand gehen und mit derselben gleichsam stehen oder fallen; ferner, daß man bloß ein zur Entwicklung gelangtes, nicht ein in der Entwicklung begriffenes, beginnendes Krankheitsphänomen sicher beurteilen kann; daß hier auch zweifelhafte Fälle vorkommen, über welche ein halbes Dutzend Ärzte ebensoviele verschiedene

Meinungen äußern würde; daß man das Wesen der Syphilis, sowie den Vorgang ihrer Provenienz und ihrer mehrfachen, eigentümlichen Übertragungsweise noch nicht näher kennt und daß nebstdem in der Medizin um so seltener von einer Gewißheit die Rede sein könne, als sie eine Wissenschaft der Erfahrung und der Konjektur ist — überaus arm an unantastbaren, positiven Grundsätzen, überaus reich an schwankenden, unsicheren Hypothesen.*)

„Geheimnisvoll, am lichten Tag,
Läßt sich Natur des Schleiers nicht berauben;
Und was sie dir nicht offenbaren mag,
Das zwingst du ihr nicht ab mit Hebeln und mit Schrauben . . . .
Was man nicht weiß, das eben brauchte man;
Und was man weiß, kann man nicht brauchen.“**)

Man kann wohl in menschlicher Schwachheit sich selbst und andere täuschen, doch nicht Unmögliches möglich machen; man kann auch im 19. Jahrhundert den Mohren ebensowenig weiß waschen, als wie früher. Es giebt seit nahezu hundert Jahren in der ganzen civilisierten Welt kein Volk und kein Reich, wo nicht die Syphilis vorkäme. Nur die Wilden und die Halbwilden — die Indianer und die Zigeuner — wissen nichts davon; diese bekommen erst mit der Civilisation allmählich auch die genannte abscheuliche Krankheit. Denn

„Die Welt ist vollkommen überall,
Wo der Mensch nicht hinkommt mit seiner Qual.“***)

Ebenso gewiß ist es, daß man schon vor dreihundert Jahren mit mancherlei Mitteln die Vertilgung der Syphilis zu erstreben suchte, hingegen das gewünschte Resultat nicht zu erzielen ver-

---

*) cf. Celsus, De re medica. Praefatio. Plinius, Naturalis historia XXIX, 1, 2. 3. XXIX, 5, 11. XXIX, 6, 12—13. XXIX, 7, 14. XXIX, 8, 21—23. 27—28.

**) W. Goethe, Faust, 1. Teil. p. 30 und 45.

***) F. Schiller, Die Braut von Messina. pag. 137.

mochte, wenn und weil man es sich nicht angelegen sein ließ, ihre ausschließliche Ursprungsstätte — die gewerbsmäßige Prostitution — gründlich zu beseitigen. Es ist also eine perfekte Utopie, wenn man — ohne Rücksichtnahme auf die Erfahrungen der ganzen Vorzeit — heute noch von einer auf irgend eine andere Weise zu erreichenden Vernichtung der Syphilis, sowie der übrigen venerischen Krankheiten spricht oder diesbezüglichen Bemühungen einen effektiven Wert beilegt. Crambe quinquagies cocta!*) Das heißt nichts anderes, als dem Irrtum und der Thorheit Hekatomben darbringen. Aber wozu lassen sich nicht die meisten Menschen hinreißen im Drange des Ehrgeizes, der Selbstgefälligkeit oder der Gewinnsucht? Was thun sie nicht dem Eigensinn, dem Egoismus und der Dünkelhaftigkeit zu Liebe? Wie oft eilt nicht unter diesem Impuls der ungestüme Wille und die ungezügelte Phantasie blindlings aller vorurteilsfreien, vernünftigen Erwägung voraus?

„In stolzer Vermessenheit scheint vielen nichts zu verwegen;
Frevelhafterweise möchten sie sogar den Himmel verbessern.“**)

„. . . der schrecklichste der Schrecken:
Das ist der Mensch in seinem Wahn.“***)

„Der gereizten Leidenschaft ist keine Thorheit zu bunt.“†)

Thatsache ist es, daß durch die fragliche „Regelung der Prostitution“ während einer gewiß genügend langen Frist nicht nur keine Ausrottung der venerischen Krankheiten und auch nicht einmal eine Minderung derselben herbeigeführt werden konnte, sondern daß im Gegenteil eine Zunahme stattgefunden hat.

*) cf. Juvenalis. Sat. VII, 154.
**) Horatius, Od. I, 3, 37—39.
***) Schiller, Das Lied von der Glocke.
†) Schiller, Kabale und Liebe III, 1.

Durch dieses überaus negative Ergebnis ist deren Erfolglosigkeit wohl für jeden einsichtsvollen Menschen hinlänglich dargethan. Man kann allerdings geltend machen, es seien die zwangsmäßigen Untersuchungen der Prostituierten doch keineswegs ohne guten Erfolg, weil einesteils dieselben eine respektable Einnahme bilden, anderenteils sonst jene Krankheiten zweifellos in einem noch viel höheren Grade vorhanden sein würden. Aber was wäre das für eine Begründung! was wäre das für eine Rechtfertigung! Erachtet man den Geldpunkt als etwas Wichtiges oder Maßgebendes, so ist dies wahrhaft kleinlich und unwürdig, wenn auch durchaus nicht überraschend für unsere Zeit, von der man sagen kann:

„Nach Golde drängt,
Am Golde hängt
Doch alles;
Ach wir Armen!"*)

Überraschend und befremdend klingt es hingegen, wenn man dadurch etwas zu erklären oder für die bestehende sogenannte Prostitutionsregelung etwas zu beweisen meint, indem man sich damit tröstet, daß es noch schlechter sein könnte oder sein würde. Selbst wenn dies zugegeben werden müßte, so vermöchte es doch nichts an der Thatsache zu ändern, daß die betreffenden Verhütungsmaßregeln nicht im stande waren und nicht im stande sind oder es je sein werden, den versprochenen, gehofften Erfolg zu vermitteln, mithin offenbar einem verfehlten Unternehmen gleichkommen. Dieses Faktum läßt sich nicht wegzaubern, daran läßt sich nicht rütteln und nichts beschönigen.

Ich darf also unbedingt das wiederholen, was ich in dieser Beziehung im Jahre 1875 gesagt hatte: „Man würde dem größten Wahne huldigen, wenn man glauben wollte, bei den polizeilich überwachten, freilebenden Prostituierten oder bei den

*) Goethe, Faust, 1. Teil. pag. 119 (Schmuckscene).

Bordelldirnen vor Ansteckung sicher zu sein. Die Erkrankungen, welche hier geholt werden, sind weder gering, noch geringgradig. Es liegt auch auf flacher Hand, daß in bezug auf diese Individuen . . . . . selbst eine zweimalige wöchentliche Untersuchung ganz ohne Bürgschaft sein würde . . . . Die Bordelle sind eine Schande unserer Zeit und eine Quelle vielfacher Ungesetzlichkeiten . . . . Derjenige Arzt, welcher verhindern könnte, daß keine venerischen Affektionen in die Bordelle hineingetragen oder, was noch weit mehr gilt, keine solchen aus denselben herausgetragen werden: der muß erst noch geboren werden . . . . . Konform dem inneren Widerspruch, der zwischen Duldung der Prostitution und Minderung oder gar Extinktion der venerischen Krankheiten besteht, begegnet man allerorten faktisch nicht einer Abnahme, sondern umgekehrt einer Zunahme derselben; die vermeintlichen Prohibitivmaßnahmen haben keinen positiven Erfolg gehabt oder wenigstens keinen anderen, als den einer Propagation des Lasters."

So wenig dies damals widerlegt werden konnte, wird es auch jetzt nicht widerlegt werden können. Genug, die Thatsache, daß die besagten Krankheiten inzwischen nicht verschwunden sind und daß ihr Vorkommen nicht nur nicht geringer, sondern sogar häufiger geworden ist, spricht selbst deutlich genug; sie spricht laut genug zu allen, welche hören wollen; und sie spricht vieles, indem sie jeden Grund zur Beibehaltung der gegenwärtigen gesetzlichen Bestimmungen benimmt, mithin zugleich die Hoffnung auf eine endliche Wendung zum Besseren gewährleistet. Trotz der Macht der Gewohnheit und des Irrtums muß doch die Zeit kommen, wo man anerkennen wird, daß es weder der Würde einer Behörde, noch der Würde eines Amtsarztes angemessen sein könne, den verworfensten Gliedern der menschlichen Gesellschaft eine so unverdiente, unnötige und unfruchtbare Aufmerksamkeit zu schenken. Gewiß, nicht ausbleiben kann der Tag, wo man der Überzeugung Genüge leisten wird, daß man ein Übel nur dann gründlich zu beseitigen, beheben vermag, wenn man es an seiner Wurzel faßt, und daß daher sowohl die sanitären, als auch alle übrigen Nachteile der gewerbsmäßigen Prostitution sich in Wirklichkeit nicht anders entfernen lassen, als dadurch, daß man letztere selbst entfernt. Diese Zeit muß und wird um so eher kommen, je weniger wir es unterlassen, zu desfallsiger Förderung das zu thun, was wir thun können, dürfen und müssen.*)

„Doch endlich legt sich jedes Sturmes Wut;
Tag wird es auf die dickste Nacht und, kommt
Die Zeit, so reifen auch die spätsten Früchte ....“
„... Siehst du dort die Sonne
Am Himmel niedergehn? So gewiß
Sie morgen wiederkehrt in ihrer Klarheit,
So unausbleiblich kommt der Tag der Wahrheit.“**)

*) cf. Sittenbilder aus der Millionstadt. Berlin 1890. Lavarrenz. Dr. B. Bernstein, Prostitution und Syphilis. München 1878. Adolf Weinreich.

**) Schiller, Die Jungfrau von Orleans III, 2 und V, 4.

Schlußbemerkung.

Es ist ein unglücklicher Wahn, wenn man meint, Gesetze geben zu dürfen ohne Rücksicht darauf, ob sie mit den göttlichen Vorschriften übereinstimmen oder ihnen widersprechen. Darin liegt ebensoviel Überhebung wie in dem eitlen Trachten, sich dieses kurze, wechselvolle Dasein möglichst bequem, vergnügungs- und genußreich zu machen. Denn was heißt „lang" im menschlichen Leben?

„Wie der Wind mit Gedankenschnelle
Läuft um die ganze Windesrose,
Wechseln hier des Geschickes Loose,
Dreht das Glück seine Kugel um;
Auf den Wellen ist alles Welle,
Auf dem Meer ist kein Eigentum.
Aber nicht bloß im Wellenreiche,
Auf der wogenden Meeresflut:
Auch auf der Erde, so fest sie ruht,
Auf den ewigen, alten Säulen,
Wanket das Glück und will nicht weilen."*)

Die Gefahren, welche diese üblen Neigungen dem Menschen von Anbeginn her bereitet haben, werden nie endigen und immer wird sein Leben insofern ein Kampf bleiben, als sich ihm in jedem Alter, in jedem Stande und in jeden Verhältnissen ein

*) Schiller, Die Braut von Messina, pag. 59. 60.

beständiges Wählenmüssen zwischen dem Guten oder Bösen entgegenstellt.*)

„. . . . . es erheben
Zwei Stimmen streitend sich in meiner Brust,**)

„Zwei Seelen wohnen ach! in meiner Brust;
Die eine hält in derber Liebeslust
Sich an die Welt, mit klammernden Organen;
Die andere hebt sich . . . .
Zu höheren Gefilden . . . .“***)

Das Streben nach Unabhängigkeit und das Gefühl stolzen Übermutes, welches schon das erste Menschenpaar zur Übertretung eines göttlichen Verbotes verleitete, führt sehr viele dahin, Glaube und Wissen mit einander zu verwechseln, indem sie bloß das als wahr annehmen wollen, was sie mit ihren Sinnen thatsächlich erfassen können, und bloß das gelten lassen möchten, was ihren Gelüsten schmeichelt und was ihnen insofern als angenehm oder nützlich erscheint.

„. . . . Hochmut ist's, wodurch die Engel fielen,
Woran der Höllengeist den Menschen faßt.“†)

„Was ihr nicht tastet, steht euch meilenfern;
Was ihr nicht faßt, das fehlt euch ganz und gar;
Was ihr nicht rechnet, glaubt ihr, sei nicht wahr;
Was ihr nicht wägt, hat für euch kein Gewicht;
Was ihr nicht münzt, das, meint ehr, gelte nicht.“††)

Nützlich ist aber in Wirklichkeit, wie gesagt, nur das, was sittlich gut ist und was dem Menschen — im Hinblick auf seine

*) cf. Job VII, 1. Seneca, Epist. 51. 96. Xenophon, Memorabilia II, 1.

**) Schiller, Wallensteins Tod III, 21.

***) Goethe, Faust, 1. Theil, pag. 47. (Spaziergang mit Wagner.)

†) Schiller, Die Jungfrau von Orleans, Prolog, 2. Auftritt.

††) Goethe, Faust, 2. Teil, pag. 15.

ewige Bestimmung — wahrhaft zur Ehre und zum Heile gereicht. Hierüber ist derselbe bereits im Anfange hinlänglich belehrt worden; Gott selbst hatte dem Menschengeschlecht seinen Willen sowie alles das geoffenbart, was es nicht aus eigener Kraft zu ermessen vermochte; er hat ihm in jeder Hinsicht klare Gebote erteilt; er hat es über alles unterrichtet, was es thun und was es nicht thun solle; und er hat ihm außerdem eine Obrigkeit gegeben, um sein Gesetz aufrecht zu halten und Ordnung zu bewirken.

„Niemals frommt Vielherrschaft im Volk; einer sei Herrscher,
Einer König allein, dem der Sohn des verborgenen Kronos
Szepter gab und Gesetz, so daß ihm die Obergewalt ist.“*)

„. . . Herrenlos ist auch der Frei'ste nicht;
Ein Oberhaupt muß sein, ein höchster Richter,
Wo man das Recht mag schöpfen in dem Streit.“**)

Würde der Mensch nicht seine Einsicht gern gefangen nehmen lassen durch das ebenso dünkelhafte als unberechtigte Verlangen nach Freiheit und Unabhängigkeit, so müßte er stets überzeugt sein, daß er der Gottheit den schuldigen Gehorsam leistet, indem er der Obrigkeit gehorcht, und daß eine gesellschaftliche Ordnung absolut nicht möglich ist ohne Subordination, die Subordination nicht möglich ist ohne Religion und die Religion nicht möglich ist ohne Gott, mithin ein konfessionsloser Staat geradezu ein Unding wäre. Wenn alles bloß Partei, jeder ein freier Herr und nirgends ein Richter sein würde: wohin müßte dies führen?***)

„Die Schlange, die das Herz vergiftet,
Die Zwietracht und Verderben stiftet:

---

*) Ilias II, 204—206. cf. Euripides, Andromache 468—478.
**) Schiller, Wilhelm Tell II, 2.
***) cf. Schiller, Wallenstein's Tod III, 15.

Das ist der widerspenstige Geist,
Der gegen Zucht sich frech empöret,
Der Ordnung heilig Band zerreißt;
Denn er ist's, der die Welt zerstöret." *)

Von Gott ist die Obrigkeit angeordnet; von Gott geht alles Wissen und Können aus; ihm allein gehört alle Gewalt.**)

„Alles Höchste, es kommt frei von der Gottheit herab." ***)

Wenn nun allein von Gott alle Gewalt ist, so darf auch die Behörde nicht ermangeln, ihre Pflichten als Stellvertreterin des göttlichen Gewalthabers und Gesetzgebers entschieden zum Ausdruck zu bringen. Schwerlich wäre dies jedoch dann der Fall, wenn dieselbe der menschlichen Parteileidenschaft zuviel Spielraum gewährt, wenn sie sich auf den Beifall der Mehrheit stützen zu müssen glaubt, wenn sie sich vor der sogenannten „öffentlichen Meinung" fürchten und gleichsam zu ihren Unterthanen sagen wollte: „an euch ist es, Gesetze zu machen; machet sie und ich will mich darnach richten."

„Der Staat muß untergeh'n, früh oder spät,
Wo Mehrheit siegt und Unverstand entscheidet." †)

Ein solches allzuliberales Verhalten könnte nichts anderes zur Folge haben als eine Minderung der Achtung vor der Würde der Obrigkeit und deren Machtbefugniß.

Es sollte also letztere, eingedenk ihrer hohen Aufgabe, um so weniger einen Widerspruch zwischen menschlichen und göttlichen Geboten oder Verboten zulassen, je mehr sie von Gott dazu bestimmt ist, nach seinem Gesetze zu regieren und selbst

---

*) Schiller, Der Kampf mit dem Drachen.

**) St. Paulus, Ep. ad Romanos XIII, 1—6. Ep. ad Corinth. I, 4, 7. II, 3, 5. St. Petrus, Epist. I, 2, 13—18. Proverbia Salomonis XXIV, 21.

***) Schiller, Das Glück.

†) Schiller, Demetrius I (Fragment), pag. 228.

durch eigene, treue Beobachtung desselben allen mit gutem Beispiel vorzuleuchten.

„Der Mensch ist ein nachahmend Geschöpf
Und wer der Vorderste (ist, der) führt die Herde."*)

Ohne Gott und ohne Religion kann es keine staatliche Wohlfahrt und keine geordneten gesellschaftlichen Zustände geben; ohne Religion kann auch der größte Herrscher nicht regieren, weil es ohne sie keine Beobachtung der Gesetze giebt.**) Nicht Millionen von Bajonetten sind im stande, den Völkern Gesittung, Ordnung und Frieden zu vermitteln oder zu erhalten, sondern bloß die Überzeugung der allgemeinen Abhängigkeit von dem höchsten Herrn — dem Schöpfer, Erhalter und Lenker der Welt — kann dies bewirken. Nur diese Überzeugung vermag den staatlichen Normen ihre volle Wirksamkeit zu sichern; nur das Evangelium ist das allgemeine Lehrbuch und das eigentliche Gesetzbuch für die gesamte Menschheit; nur das Evangelium kann und muß die Grundlage aller Gesetzgebung sein; nur das Evangelium enthält die Prinzipien der wahren Gerechtigkeit, welche alle Glieder der menschlichen Gesellschaft vereinigen soll und allein vereinigen kann.

„Religion des Kreuzes, nur du verknüpfest — in einem
Kranze — der Demut und Kraft doppelte Palme zugleich."***)

„Heilige Ordnung, segensreiche
Himmelstochter, ...
Die der Städte Bau gegründet, ...
Eintrat in der Menschen Hütten,
Sie gewöhnt' zu sanften Sitten
Und das teuerste der Bande
Wob: den Trieb zum Vaterlande!"†)

---

*) Schiller, Wallensteins Tod III, 4.
**) cf. Horatius, Od. III, 24, 35—36.
***) Schiller, Die Johanniter.
†) Schiller, Das Lied von der Glocke.

Jede Obrigkeit muß durchdrungen sein von der Erkenntnis, daß der König der Könige sie dazu berufen hat, seine Religion und ihre Rechte zu schützen, das Gute zu fördern, das Böse zu bekämpfen, mithin auch das Laster zu bestrafen und zu unterdrücken, wann immer es erforderlich ist nnd wo immer sich dasselbe zeigt.*)

„Heilsam ist der Eifer des gottbegnadeten Königs;
Seine Ehr' ist von Zeus; er schirmt ihn mit waltender Vorsicht."**)

Sie muß erfüllt sein von der Überzeugung, daß Gott der oberste, eigentliche Gesetzgeber ist, der ihr mit der Übertragung der Gewalt auch die Pflicht übertrug, an seiner Stelle und in seinem Namen die Macht auf eine möglichst gerechte Weise auszuüben.

„. . . . . Gerechtigkeit
Heißt der kunstvolle Bau des Weltgewölbes,
Wo alles eins, eines alles hält."***)

„. . . immer war die Willkür fürchterlich;
Der Weg der Ordnung, ging er auch durch Krümmen,
Er ist kein Umweg . . . ."†)

Hiermit könnte es aber nicht im Einklang stehen, wenn man entgegen dem allgemeinen, unbedingten Verbot: „Du sollst nicht Unkeuschheit treiben" gewissermaßen zum Manne sagt: „Du sollst gesetzmäßig eine reichliche, bequeme Gelegenheit haben, um nach Belieben Unkeuschheit treiben zu können" und ebenso zum Weibe: „Du darfst gesetzmäßig, soviel Du willst, gewerbs-

*) cf. Euripides, Hekabe 813—814, p. 90. Plutarchos, Numa Pompilius cap. 6. 20. Isokrates, Ad Nikoklem cap. 4—6. 9.

**) Ilias II, 196. 197. cf. Liber sapientiae, cap. 6. Liber regum III, 3. St. Augustinus, De civitate Dei V, 24.

***) Schiller, Demetrius I (Fragment), pag. 221. cf. Cicero, Paradoxa IV, 1, 28. Virgilius, Aeneis VI, 620.

†) Schiller, Die Piccolomini I, 4. Justitia fundamentum regnorum.

mäßige Unzucht treiben, wenn Du eine Lizenzkarte erwirbst, Dich zur Untersuchung stellst und gesund befunden wirst.“ Heißt das nicht, Verfügungen treffen, welche dem göttlichen Gesetz widerstreiten? Handelt es sich hier nicht um einen Übelstand, von dem man um so weniger schweigen soll, je dringender dessen Beseitigung erbeten werden muß? O gewiß! wir dürfen uns nicht scheuen, bittend darauf hinzuweisen, aufrichtig das Kind beim rechten Namen zu nennen und offen der Wahrheit Zeugnis zu geben: wir dürfen auch nicht zweifeln, daß es noch überaus viele Männer giebt, welche der nämlichen Meinung huldigen und Entschiedenheit genug besitzen werden, ihrerseits diese Bitte kräftig zu unterstützen.

„Ich fürchte nichts. Es giebt noch schöne Herzen,
Die für das Hohe, Herrliche erglüh'n.“*)

Wer das Herz sozusagen am rechten Flecke hat, der wird nicht nur die Änderungsbedürftigkeit dieser beklagenswerten, widerspruchsvollen Verhältnisse vollends anerkennen, sondern auch gerne seinerseits hierzu thunlichst mitwirken. Wir leben in einer Zeit, wo das Christentum die Staatsreligion bildet; aber der Prostitution gegenüber verhalten wir uns so, als ob dies nicht der Fall wäre und als ob wir uns vom Heidentum übertreffen lassen wollten, welches keine desfallsige gesetzliche Zulassung und keine Behördliche Verbindung mit derselben kannte; wir haben ein Parlament, in welchem die Christen die überwiegende Mehrheit ausmachen; aber doch wurden und werden von demselben Gesetze beschlossen oder aufrecht erhalten, welche dem Christentum direkt widersprechen: wir sind thätig für sogenannte „innere Mission“; aber wir schweigen zu dem ebenso schändlichen als schädlichen Treiben der Prostituirten, welche in allen größeren Städten immer mehr die besseren Kreise der Einwohnerschaft zu durchdringen suchen: wir geben uns den An-

*) Schiller, Das Mädchen von Orleans

schein, als ob wir für das physische wie moralische Wohl unserer Mitmenschen ein warmes Herz hätten und als ob wir sogar heidnische Völker in weitester Ferne teilnahmsvoll vom Sklavenhandel befreien möchten; aber wir thun nichts, um unsere eigenen, christlichen Landeskinder vor dem verderblichsten Laster zu schützen; wir thun nichts gegen die großen Gefahren, welchen durch die Duldung der gewerbsmäßigen Prostitution zumal die jüngere Generation so sehr ausgesetzt ist; wir thun nichts gegen die beständige, hundertfache Gelegenheit zur Unkeuschheit sowie gegen die beständige, tausendfache Beleidigung des Sittlichkeits- und Anstandsgefühles, welche unvermeidlich durch jene bewirkt werden. Denn das ist, wie bereits zur Genüge bemerkt, eine reine Ironie, wenn das Gesetz dieselbe nur unter der Bedingung gestatten will, daß keine Sittlichkeitsschädigung stattfindet; und es ist eine völlige Illusion, wenn sie dies wirklich erzielen zu können glaubt. O daß doch die Steine der Straßen sprechen oder schamrot werden könnten!

„Seid Männer, o Freunde, und Scham erfülle euch die Herzen!"*)

O möchten alle Menschen von Geist und Herz, von Scham und Ehre nicht vor den besagten ungünstigen Zuständen gleichsam die Augen schließen, sondern die Dinge so nehmen, wie sie wirklich sind, und das Übel ernstlich an der Wurzel fassen! O möchten insbesondre alle jene gläubigen Christen, welche Mitglieder des Reichstages sind, nicht länger zögern, dieser zunehmenden Landeskalamität ihre Aufmerksamkeit zuzuwenden, die gemachten Fehler zu annullieren und zu bessern, was gebessert werden kann! Hiezu bedarf es ja keineswegs besonderer schwieriger Maßnahmen oder besonderer Umstände sondern lediglich eines entschiedenen Wollens und eines einmütigen Handelns. Würde es daran nie gemangelt haben, so hätten wir uns

*) Ilias XV, 561 661.

jetzt nicht über jene unglücklichen Folgen zu beklagen welche die staatliche Konzessionierung der gewerbsmäßigen Prostitution herbeiführte. In sehr bedauerlicher Weise hatten nämlich bei Beratung dieses Gegenstandes die meisten ganz irrigen Voraussetzungen Glauben geschenkt und es unterlassen, selbst die Sachlage genau zu prüfen, indem sie es geradezu unter ihrer Würde hielten, sich für eine so schmutzige Angelegenheit zu interessieren, sich darüber zu orientieren oder überhaupt sich näher damit zu befassen. So geschah es, daß man bei diesbezüglicher Debatte förmlich den Freunden der bösen Sache Platz machte und denjenigen das Wort überließ, welche von der Prostitution — wenn auch indirekt — Nutzen ziehen oder erklärte Beschützer und Gönner derselben sind.

Je ungerechter es ist, das Laster zu beschönigen, es in heuchlerischer oder thörichter Weise als ein natürliches, notwendiges, allerwärts eingebürgertes, unentfernbares Übel zu bezeichnen und für dasselbe alle erdenklichen Scheingründe vorzubringen: um so mehr wird es für alle wahrheitsliebenden Menschen Pflicht sein, dagegen entschieden aufzutreten. Mit vereinten Kräften sollten diese — ohne Unterschied der Konfession und des Geschlechts — hiezu zusammenwirken; auch das Weib sollte am Kampfe gegen die Prostitution teilnehmen, da deren Existenz und gesetzliche Duldung dem ganzen Geschlecht zur Unehre gereicht. Ja, zusammenwirken sollten in dieser Beziehung alle, welche einsehen, daß wir dieses Leben nur wegen des künftigen Lebens haben*), nicht dazu, um uns dasselbe — zum physischen oder moralischen Nachteil unserer Mitmenschen — thunlichst angenehm zu machen; daß wir nicht allein zur Erreichung unserer eigenen Bestimmung thätig sein müssen sondern auch zum sitt-

*) cf. Cicero. De senectute XXIII, 82. De re publica VI, 26, 13 (Somnium Scipionis). De finibus II, 34. „Vom Leben zum Tod — durch Tod zum Leben." Regensburg 1890. W. Wunderling.

lichen Nutzen unserer Zeitgenossen*); daß wir weder teilnahmslos zusehen dürfen, wie die Dinge gehen mögen, noch durch Schweigen den Schein aufkommen lassen sollen, als ob wir das Schlimme billigen möchten**); daß wir mit der Fähigkeit, das Moralische vom Unmoralischen und das Rechtmäßige vom Unrechtmäßigen unterscheiden zu können, auch die Verbindlichkeit haben, das erstere anzustreben und zu vollziehen, das letztere zu vermeiden und zu bekämpfen; und daß wir — nach dem Maße unseres Könnens — der allgemeinen Sittlichkeit den gebührenden Schutz gewähren sowie dem Rechte sein Recht widerfahren lassen müssen.

Jedenfalls dürfen und können wir uns keinem Indifferentismus hingeben, weil sowohl bezüglich der Tugend als bezüglich des Lasters weder eine Neutralität, noch ein Stillstand statthaben kann. Wer nicht bekennt, der verleugnet; wer nicht mehrt, der vermindert; wer nicht sammelt, der zerstreut; wer nicht für Gott ist, der ist gegen Gott.***) Immer haben wir nur die Wahl zwischen einem „Entweder" und einem „Oder", zwischen dem Guten oder dem Bösen. Und was wir mit freiem Willen wählen, das wird im Diesseits unser Anteil, im Jenseits unser Lohn oder unsere Strafe sein. Denn „Jeder wird das ernten, was er sät" †) und „wie Jeder wägt, wird ihm gewogen." ††)

> „Gott hat dem Menschen seine Befehle und Gesetze vorgelegt. Wenn du sie halten willst, werden sie dich erhalten und dir auf ewig eine erfreuliche Bürgschaft sein. Er hat dir Wasser und Feuer vorgestellt; wornach du willst, magst du deine Hand ausstrecken. Vor jedem Menschen liegt Leben und Tod, Gutes und Böses: was ihm gefällt, wird ihm zu teil werden" †††)

---

*) St. Paulus, Ep. ad Corinth. I, 12, 14—26.

**) Qui tacet, consentire videtur.

***) St. Lucas XI, 23.

†) St. Paulus, Ep. ad Galatos VI, 8. Quod quisque severit, id etiam metet.

††) Schiller, Thekla.

†††) Sirach (Ecclesiasticus) XV, 15—18.

Hiernach müssen wir gegenüber der Prostitution sowie nicht minder betreffs jeder anderen Frage von allgemeinem sittlichem oder rechtlichem Interesse ausnahmslos Stellung nehmen und allemal um so mehr Entschiedenheit bekunden, je mehr es nichts Verächtlicheres und Erbärmlicheres giebt als unmännliche Halbheit oder prinzipienlose Gleichgiltigkeit. Wer die Wahrheit kennt der muß — wenn er ein Mensch von Ehre und Gewissen ist — sie auch unter allen Umständen bekennen*); wer das Gute will, der kann und darf nicht gegen das Laster duldsam sein; wer die Tugend liebt, der muß sie in jeder Hinsicht sowie bei jeder Gelegenheit unbedingt bethätigen. Wem es an Mut fehlen würde, in Wort, Bild oder Schrift seine Grundsätze treu zum Ausdruck zu bringen, dem würde es auch an aller Entschlossenheit und an ernstlichem moralischem Streben fehlen. Nur im Kampfe kann sich die Tugend bewähren und nur in den Werken kann und muß der Glaube lebendig werden**); wenn die Worte nicht dem Glauben entsprechen oder die Thaten nicht den Worten: dann könnte von keiner Wahrhaftigkeit, von keinem Charakter und überhaupt von keiner Überzeugung die Rede sein.

„Den schlechten Mann muß man verachten,
Der nie bedacht, was er vollbringt.
Das ist's ja, was den Menschen zieret
Und dazu ward ihm der Verstand,
Daß er im innern Herzen spüret,
Was er bewirkt mit seiner Hand."***)

„Es ist kein leerer, schmeichelnder Wahn,
Erzeugt im Gehirne der Thoren;
Im Herzen kündet es laut sich an:
Zu was Besserem sind wir geboren.
Und was die innere Stimme spricht,
Das täuscht die hoffende Seele nicht."†)

*) St. Lucas IX, 26. St. Matthäus X, 32—33.

**) St. Jacobus, Epist II, 14—26. St. Matthäus VII, 21. St. Paulus, Ep. ad Romanos [illegible] X, 10.

***) Schiller, Das Lied von der Glocke.

†) Schiller, Hoffnung.

Druck von Hesse & Becker in Leipzig.

Made in the USA
Monee, IL
04 November 2026

67388674R00056